三得技术的特点就是利用仿生低频电磁生物传导技术作为治疗的作用机理，用创新的中医医技作为治疗手段，这也是三得技术与其他疗法的不同之处。

——刘义海

广州医科大学原副校长

广东省中西医结合学会原副会长

《三得技术调理实用技能教程》编委会

主办单位： 广东省生物医学工程学会
广州（暨南）生物医药研究开发基地
广州卫生职业技术学院
广州（三得）康复医疗产业学院
广东三得生物医疗技术研究院
国昊（三得）基层医疗服务平台
合景健康产业集团有限公司
广东巨爱巨美生物科技集团有限公司
广州市越秀区光塔街社区卫生服务中心

主　　编： 王一飞　吴国宪

主　　审： 刘义海

医学顾问： 俞梦孙　翁宗奕　杨　翀　涂腊根　陈　矛　潘俊辉
王家骥　王心旺　叶德宣　黎　程　胡丹丹　杨仁轩
宋成宪　裴景喜　刘贵兵　余　江　任　哲　吴国建
刘国平　张　雪　严　正　陈　琳　陈　惠　陈　珊
陈振江

技术提供： 广州三得医疗科技有限公司

编　　辑： 高海飚　谢贵军　吴晓阳　彭　斌　周慧卿

插图绘制： 张威剑

中医医技与大健康丛书
Skills of traditional Chinese medicine & Health

现代生命科学+中医医技的创新应用

三得技术调理实用技能教程

主编　王一飞　吴国宪　◎
主审　刘义海　◎

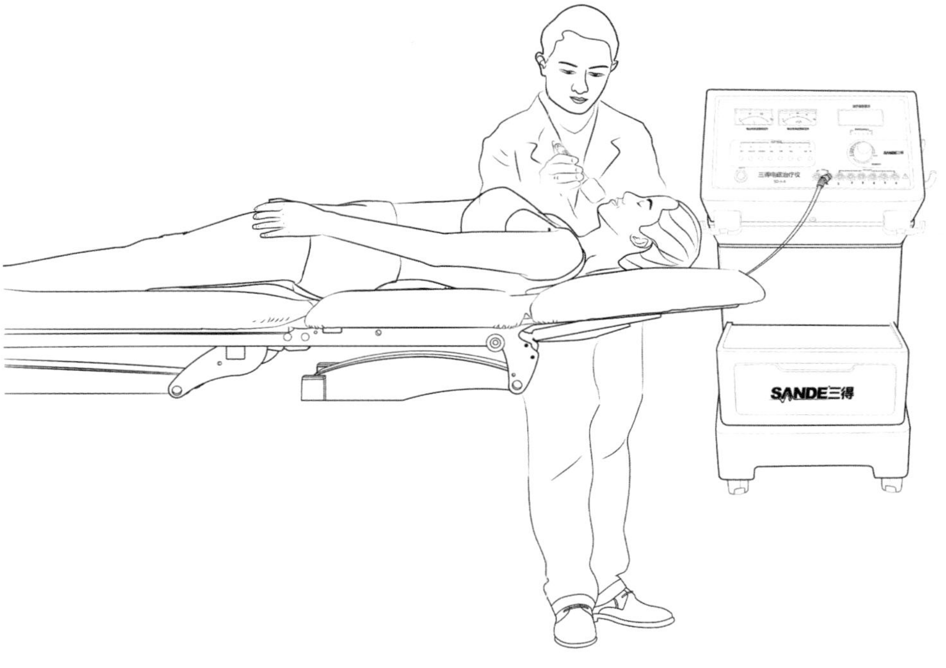

暨南大學出版社
JINAN UNIVERSITY PRESS

中国·广州

图书在版编目（CIP）数据

三得技术调理实用技能教程/王一飞，吴国宪主编．—广州：暨南大学出版社，2021.9
（中医医技与大健康丛书）
ISBN 978－7－5668－3203－0

Ⅰ.①三…　Ⅱ.①王… ②吴…　Ⅲ.①磁疗法　Ⅳ.①R454.1

中国版本图书馆 CIP 数据核字（2021）第 143978 号

三得技术调理实用技能教程
SANDE JISHU TIAOLI SHIYONG JINENG JIAOCHENG
主编：王一飞　吴国宪

出 版 人： 张晋升
策　　划： 黄圣英
责任编辑： 冯　琳　姜琴月
责任校对： 张学颖　黄亦秋
责任印制： 周一丹　郑玉婷

出版发行： 暨南大学出版社（510630）
电　　话： 总编室（8620）85221601
营销部（8620）85225284　85228291　85228292　85226712
传　　真：（8620）85221583（办公室）　85223774（营销部）
网　　址： http://www.jnupress.com
排　　版： 广州良弓广告有限公司
印　　刷： 深圳市新联美术印刷有限公司
开　　本： 787mm×1092mm　1/16
印　　张： 12.25
字　　数： 246 千
版　　次： 2021 年 9 月第 1 版
印　　次： 2021 年 9 月第 1 次
定　　价： 89.00 元

俞梦孙院士

广东三得生物医疗技术研究院名誉院长，中国科学院、中国工程院双院士，中国航空航天生物医学奠基人。现任空军航空医学研究所航空医学工程研究中心主任、北京大学工学院教授，兼任中国人民解放军医学科学委员会常务委员，国家发明奖、科技进步奖评审委员会委员，第四军医大学教授、博士生导师，北京航空航天大学教授，中国生物医学工程学会名誉理事长。

俞院士致力于航空生物医学工程研究60余年，为我国航空生物医学工程事业的开拓、创新和发展做出了突出贡献。多项成果填补了国内空白，部分成果在国际上处于领先地位。

近年来，俞院士的研究课题从航空生物医学工程领域扩展到人类健康生物工程领域。于2016年11月21日受聘为广东三得生物医疗技术研究院名誉院长，参与三得技术科研方向及技术应用指导工作。

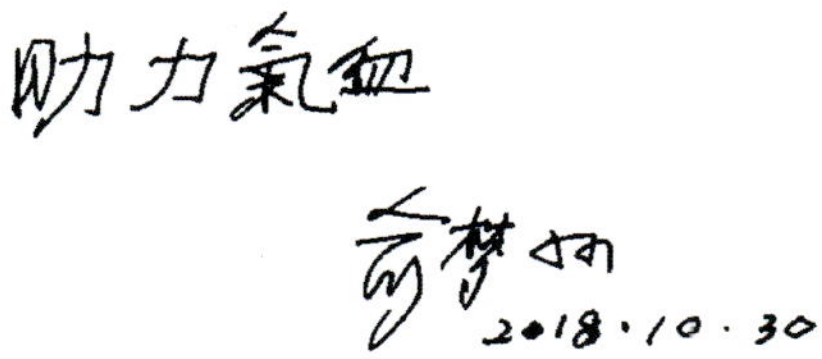

俞院士对三得技术寄予厚望，欣然题字

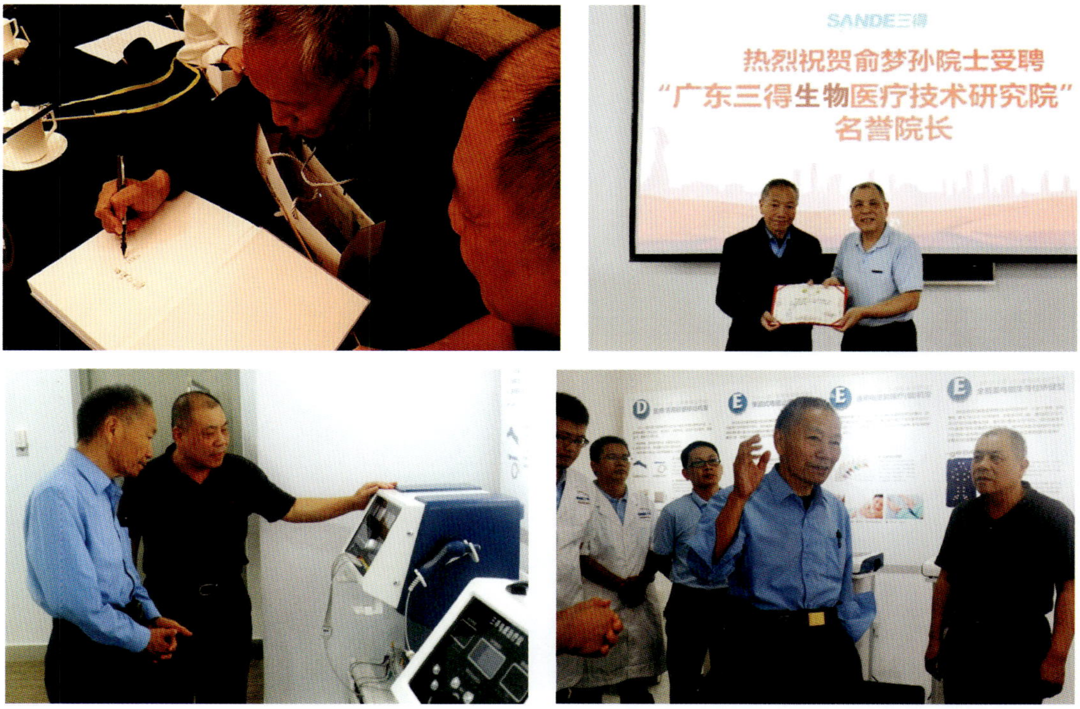

2016—2017年，俞院士先后多次莅临三得企业总部考察，并对三得技术中医创新项目给予指导

王一飞

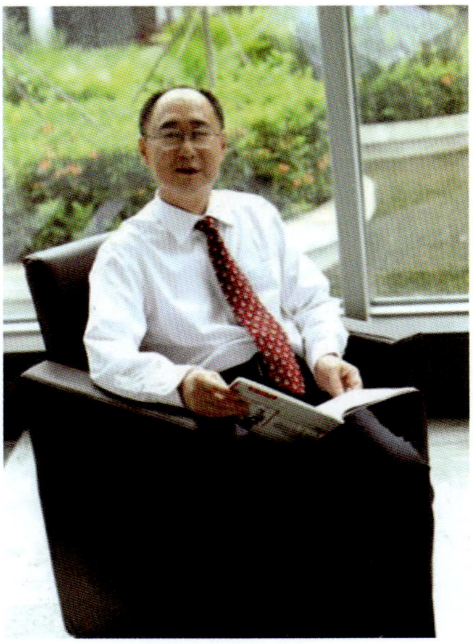

暨南大学教授、博士研究生导师，生物医药研究院副院长，广州（暨南）生物医药研究开发基地主任，“新世纪百千万人才工程”国家级人选，广东省高校“千百十工程”计划人选，享受国务院特殊津贴专家，中国生物医学工程学会常务理事，广东省生物医学工程学会理事长。主要从事抗肿瘤创新药物的发现及药理学研究、抗病毒创新药物的发现及药理学研究、基因工程创新药物研究等。

主持和完成国家“十二五”科技支撑计划、国家“863”计划、国家自然科学基金、2011 年国家重大新药创制项目、广东省国际合作项目等 50 余项。获国家新药临床批件 3 项（盐酸千金藤原料药、盐酸千金藤注射剂及虎贞痛风胶囊）。曾获得国际 PCT 专利授权 2 项，申请专利 216 项，授权专利 33 项。获得中国专利优秀奖 3 项，省级科技进步奖二等奖 1 项，三等奖 1 项和广州市科技进步奖二等奖 1 项。主编著作 3 部，SCI、EI 收录其学术论文 100 余篇。

吴国宪

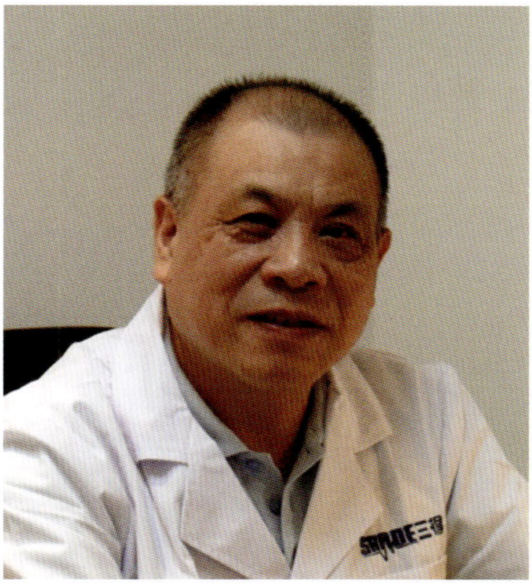

1955年10月出生于中医世家。广东三得生物医疗技术研究院执行院长，暨南大学生物工程研究生实践导师，广东省生物医学工程学会理事，广东省生物医学工程学会骨科远程医学分会副主任委员，广东食品药品学院特聘教授，广东健康促进会医学专业专家委员会医学专家，广州医科大学健康教学基地社区医疗全科医学医生继续教育项目、广东省适宜卫生技术推广项目及广东省传统医学与运动伤害康复研究所脊椎相关疾病康复科研课题项目负责人。参与广东省全科医学培训中心社区全科医生转岗适宜技术培训教学工作。

申请发明106项，其中发明专利27项、实用新型专利32项、外观专利设计27项、软件著作权7项，与暨南大学王一飞教授合著《低频电磁生物传导技术与疼痛治疗》（中医医技与大健康丛书之一）、《三得技术临床实用技能实训教程》（中医医技与大健康丛书之二）。

刘义海

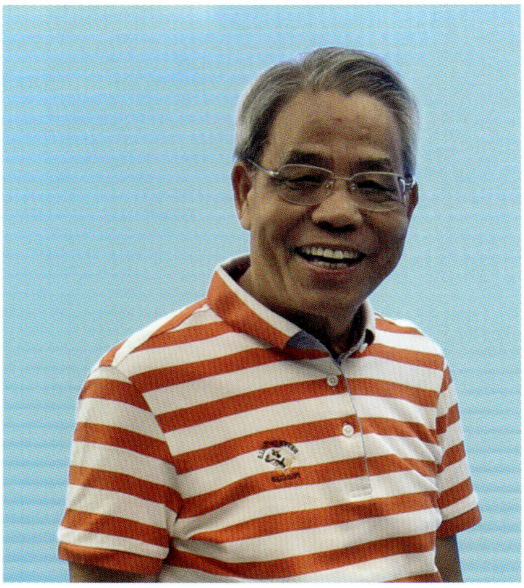

广州医科大学原副校长，1945 年出生于广东四会。1969 年毕业于广州医学院（现广州医科大学），毕业后留校于中医学教研室工作。1970 年至 1973 年在广州市中医医院内科住院部跟师学习，1974 年到广州中医学院参加广东省第五期西中班学习（一年制），1981 年至 1983 年到广州中医学院参加二年制西医学习中医研究班研修。一直跟从中西医结合著名消化内科专家梁湛聪教授，专注于消化系统疾病的中西医结合临床治疗、教学和科研工作。

历任中国中西医结合学会理事、广东省中西医结合学会副会长、全国高等医药教材建设研究会规划教材《中医学（第七版）》副主编、《中医基础与临床》副主编。现任广东省中西医结合学会理事、广东省中西医结合学会资深专家专业委员会副主委、广东省养老养生健康促进会专家组成员，中西医结合内科副主任医师，曾荣获中国中西医结合贡献奖、广东省中西医结合成就奖。

序 一

为中医医技的创新而喝彩

多年来，西方现代医学和中华传统医学之间似乎存在着一道无法逾越的鸿沟，从观察生命的出发点、视角到采取诊断与治疗的手段，二者都大相径庭。而自十七世纪以降，随着欧洲文明和科技飞跃发展，“西风东渐”势不可挡，深刻影响了中国乃至世界医疗的格局和走向，遂致中医日渐式微，并被冠以“不科学”的帽子，沦为正规医疗体系之外的边缘地带。

虽则如此，中华医学以其数千年之积淀，深入渗透国人生活与意识中，未曾一日远离。从新中国成立直至现在，医学界和民间总有一大批有识之士为中医的复兴而努力着，这种努力以各种形式体现出来，又以各种看得见、听得着、体会得到的实践成果，证明着它的宝贵价值。而随着现代医学与生命科学的进一步发展，人们也越来越多地认识到中华医学基本原理与生命科学新发现之间有许多相通之处，鸿沟正在被抹除。尤其研究进入微观世界以来，人们对细胞、分子等生命基本单位的研究越深入，就越接近对中医整体观、经络、腧穴等传统理论真谛的了解，也就有更多人开始关注和使用经典的中医医技——针灸、拔罐、推拿、按摩、药敷、刮痧等，以及以此理论为基础研发的、完全属于中国本土的现代医疗技术。

我十分欣喜地看到，三得技术在中医医技现代化创新上所取得的显著成果。这项技术是从中医核心思想出发，运用现代生物科技——仿生电磁能技术为手段，为针灸、罐疗、推拿、按摩等中医医技赋予新的内涵和功效。可从哪些角度去考量它的作用和价值呢？

一方面，它为传统中医医技注入新的能量。以针灸为例：传统针灸是通过对穴位的针刺，激发人体内在的应激机能，从而调节机体状态，使之趋向有序和平衡；而三得技术除具有同样的刺激作用外，同时还对穴位或病灶输送与人体细胞固有电磁频率相仿的电磁能，可在调动人体自愈力的同时，主动干预细胞运动状态，增加细胞动能与活力，因此具有比前者更显著的疗效。

另一方面，它兼具中医医技和电磁能双重疗效。例如罐疗，将传统“火罐”升级为

“电磁罐”，在依照传统中医经络走向实施布罐治疗时，亦可同时导入仿生电磁能，大量临床实践已经证明其疗效。

我衷心期待三得技术百尺竿头，再进一步。

从世界医学发展的眼光去判断，我认为，由于三得技术在对中医医技的创新、探索上具有难得的前瞻意识，甚至已经实现了设备的科学化、标准化、数据化，具有无创、舒适、安全及高疗效等诸多特点。更重要的是，它将复杂、深奥的传统中华医学理论和需要高超技能的中医医技变得简明易懂和容易操作，既对中国传统医学有所传承，也非常符合西方医学中的科学性，因而使得这项中医医技创新的形式更有被广泛接纳的依据和土壤，然而最重要的是它的硬指标——出色的治疗功效。鉴于此，我个人十分看好它的潜力。

预祝三得技术日臻成熟，迈向新高度！

刘义海

2021 年 1 月 1 日于广州医科大学

序　二

基层医疗的成功离不开坚持

若想勇登高峰，就要坚持走完每一个台阶；若想拥有健壮的体魄，就要坚持每天锻炼；若想实现自己的梦想，就要坚持每天进步一点点。同样，若想把基层医疗做成功，就要坚持学透一门技术。“坚持”是简单的两个字，可是做起来却像跨越千山万水一样难。

可能很多人都会有这样的疑问：坚持和基层医疗成功与否有关系吗？不但有关系，而且有很大的关系。现实中，面临各种各样技术的轮番轰炸，基层医生很难真正掌握一门技术，可能刚学会这门技术，新的技术又来了，而且还面临很多诱惑，比如，有的机构提供新技术的全方位培训和免费使用权，并且操作简单、效果好、收益大，等等。目前在基层医疗中，诸如此类，数不胜数。然而，我们反观那些成功的基层医疗机构，你会发现，它们引进的技术甚少，往往只有一两项，但都是精品，对这一两项技术研究应用得很透彻，并一直在不停地学习、总结、进步。因此，我们希望基层医生知道：技术决定方向，思路决定出路，学术决定高度，但是，只有坚持才会成功。

1. 技术决定方向

基层医疗面对形形色色的技术诱惑，很容易造成引进的技术多而广，但没一项学精，到头来都将被束之高阁，无法发挥其真正的作用。因此，技术的选择决定了门诊的发展方向，要慎之又慎。选择一项技术，该技术应该具备以下条件：

①属于中医适宜技术：能够成为中医适宜技术，说明该技术得到政府部门的认可，又适合在基层推广和应用。

②具有广泛的群众基础：老百姓对自己所熟悉的技术接受程度高，推广起来更容易。

③必要的安全、舒适：任何技术的引进，安全始终都是第一要素，在保证安全的基础上，如果治疗的时候能够很舒适，肯定会更受欢迎。

④必须有效果：引进技术的目的就是为了取得更好的治疗效果，这也是衡量的重要标准之一。

⑤具有一定的创新性和科技含量：时代的发展，科学技术的突飞猛进，技术的更新迭

代，这些都是需要考虑的因素。

⑥具有一定的经济效益：引进技术的目的，一方面是拓展业务，另一方面是增加收入。

2. 学术决定高度

自 2018 年以来，为精准辐射每一个基层医疗机构，大力培养基层医生、推广中医药适宜技术，让广大基层医生懂中医、用中医、受益于中医，三得企业开展了创新中医医技——三得技术培训，带动中医传承。

目前，三得技术精品班培训，已经在全国十余个省份全面铺开，举办培训近百场，助力基层医生转型。

3. 坚持才会成功

即使是最简单最容易的事，如果不能坚持下去，成功的大门绝不会轻易地开启。成功并没有秘诀，坚持才会成功。基层医疗不管引进哪种技术，只有坚持学习，深入研究，把技术“吃透”，才能成功。

国昊（三得）基层医疗服务平台创始人　赵永国

2021 年元旦于广州国际生物岛

前 言

《三得技术调理实用技能教程》是以培养有扎实中医基础理论及有一般临床技能的医学生为目的的三得技术培训教材。

本教程是以三得技术医学科研专家组二十年来行之有效的养生保健科研实践为依据，通过对各种典型病症的诊治，以病理联系实际为基本原则而编写的。与此同时，以中医学整体观和辨证论治为理论依据，邀请相关专业医疗机构的部分医疗专家，根据其临床运用三得技术的经验、案例进行相关中医医技创新的传授与指导，帮助大家深入理解三得技术，并在较短时间内掌握更多治疗与调理的技能，从而切实发挥三得技术对提高医学生实践能力及综合素质的作用，使医学生在投身健康事业后尽快掌握一门为广大群众未病先防、健康养生的真本领，是本教程的核心目的。

本教程将中医美容、亚健康、疼痛、电磁罐诊疗技术应用等内容，按照三得技术的独特应用手法进行了重新组合。对个人来说，注重加强动手操作能力的培训，突出临床技能的基本功训练，有助于临床综合思维能力的培养；对行业来说，亦有利于当前大健康产业的发展和养生保健实操教学的实施。

本教程内容独特新颖，实用性强，图文并茂，文字阐释层次分明，便于记忆和掌握，对于医学本科生、专科生毕业实习及从事健康产业工作的人员等，都有很强的指导作用，也适用于民营养生保健机构作为应用三得技术执业技师上岗规范培训，是一本实用的指导教材。

愿三得技术成为您最可信赖的健康产业的助手。

王一飞

2021 年元月于暨南大学

目录
Contents

第一章 三得技术仿生电磁罐诊疗技术简述

第一节 什么是三得技术仿生电磁罐诊疗技术

三得技术仿生电磁罐生物传导诊断、治疗技术将祖国的中医理论、气血原理、经络学、电磁疗学的辨证关系等融为一体，充分体现了中医学的整体观念和辨证论治特色，有助于实施全方位的诊疗，有效地调理经络，使人体转为健康状态。

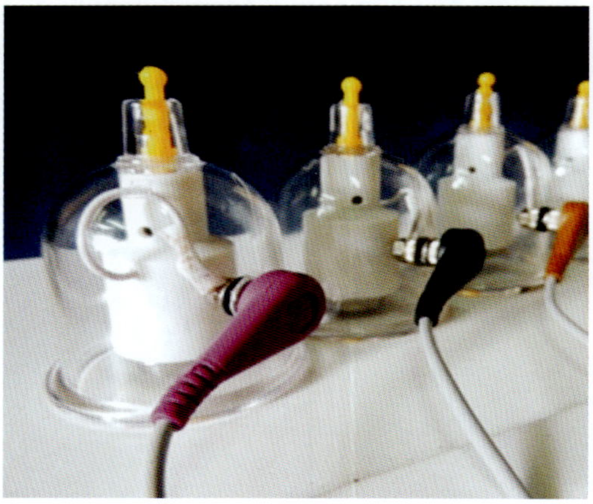

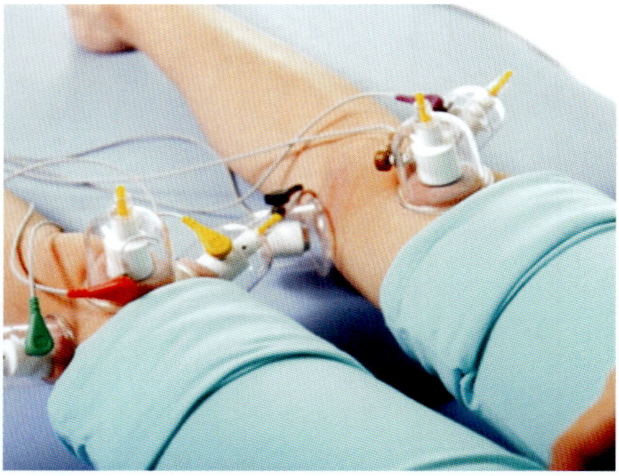

一、大循环治疗的调整理念

祖国医学认为：人体正常气血沿十二经脉周而复始的顺序流动即谓之大循环，这种理论与现代医学理论中血液在周身的大循环相似。三得技术仿生电磁罐诊疗技术按人体经络、神经、血流、肌肉的走向，周而复始地依顺序将能量注入，实现大循环调理的目的，将祖国医学“治未病、治欲病、治已病”的医学理念融入其中。

二、整体同治的调整理念

根据经络学、脊柱神经学、肌肉运动学和脏腑功能学的原理，三得电磁治疗仪的电磁罐诊疗技术可对脏腑功能、慢性病、脊柱、运动功能障碍等进行调理。其主要应用于以下几个方面：

（1）颈椎、肩周的调理和保健：对颈椎疾病和肩周疾病的调理和保健。对病灶部位用电磁罐调理。

（2）脊柱的治疗和养生：对颈椎、肩周、腰椎以及慢性病的调理，可延缓衰老的保健项目。对病灶部位用电磁罐调理。

（3）腰、膝的治疗和保健：对腰椎、膝关节疾病的治疗和保健。对病灶部位用电磁罐调理。

（4）腰部、腹部的调理和保健：激活脊柱上与消化系统、内分泌系统、生殖系统关联的交感神经。对胃、肠、胰腺、肝、胆、膀胱、子宫的病灶部位用电磁罐调理。

（5）肩背、胸部的调理和保健：激活脊柱上与呼吸系统、循环系统关联的交感神经。对呼吸道、肺、心脏系统的病灶部位用电磁罐调理。

（6）全身的经络养生、保健预防：用电磁罐调理。

三、中医医技创新

1. 电磁罐诊断法

只需五分钟即可查出五脏六腑的病因和病情的轻重，起到取得早期诊断、早期预防、早期治疗最佳时机的目的。

2. 药物导入法

改变了传统口服药物的方式，将药物直接注入罐体内贴附在电磁头上的海绵内，把药物导入体表层，使得人体在局部血管扩张、血流量增加、血液循环加速的状态下充分吸收药物，以起到内病外调的效果。

3. 动态电磁间隔脉冲刺激法

能够通过调整和改变磁场达到疏通经络、疏通血脉的针灸功效，能够实现无创针灸，针灸不入体，简化操作难度，使得大多数健康管理工作者都能针灸，便于在健康管理工作者中进行推广应用。

4. 全方位调治法

把单独的电磁罐诊疗、针灸、点穴、按摩、药物导入疗法和低频刺激有机地结合在一起。针对不同的病症实施全方位的综合调理，以起到活血、化瘀、消炎、祛肿、止痛等效果，综合调治，兼顾调理诊治。

5. 独特的360°电磁能包围技术

独特的360°电磁能包围技术作用在患者身上，能迅速将毛孔打开，让电磁罐印清晰可辨。同时，使每个细胞的离子变化和能量代谢，让整个人体运转和功能改善，为制定后续调理方案提供较为准确的科学依据。

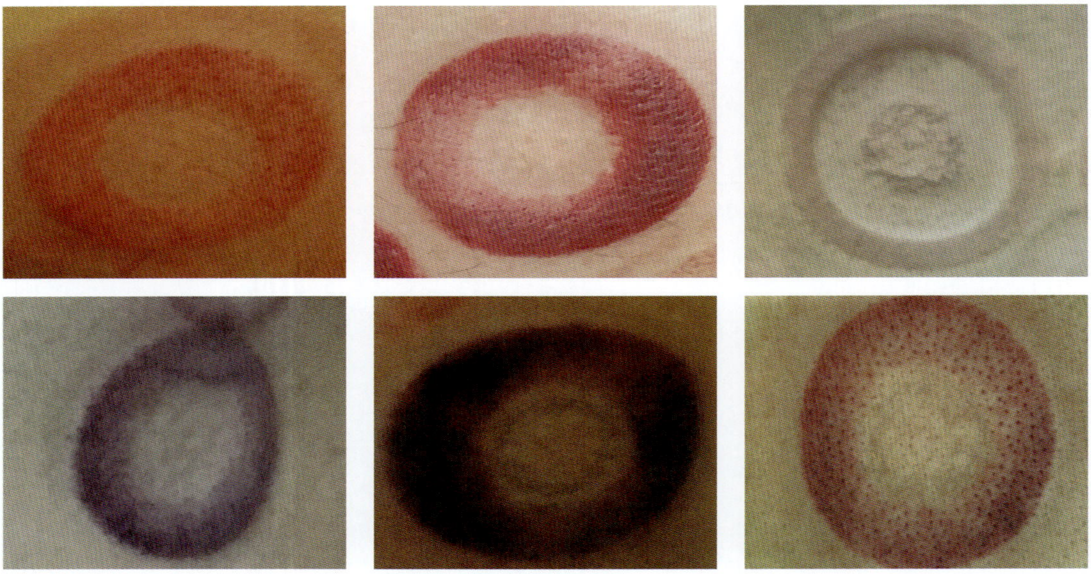

电磁罐印

四、四大功能

电磁罐诊疗技术具有独特的四大功能——诊病、调理、预防、保健。

1. 诊病

循着膀胱经选准六个脏腑功能区排列电磁罐，5 分钟后，根据罐印的颜色和斑点症状即可判断身体的健康状况。

2. 调理

针对所患病症，选准穴位布罐 5 分钟。通过罐体边缘牵拉挤压表皮肌肉，使罐内形成负压，从而使肌体局部充血，可促进新陈代谢。通过动态电磁能量穿透、点按穴位，从而刺激经络。通过刺激、点叩逐级推导达到循经感传，起到疏通经络、调理气血、调节脏腑、平衡阴阳、消炎止痛的作用。

3. 预防

本着预防为主的方针，注意经常运用上述诊病方法检查分析五脏六腑的功能活动，即可了解人体的健康状态，发现疾病发生的预兆，从而及早预防和治疗，避免病情的发生和发展。如通过电磁罐诊疗法可及早发现长期困扰患者的以及威胁人们生命的病症，使人们得以超前预防或及时在早期治疗。

4. 保健

经常运用三得技术仿生电磁罐诊疗技术，能促使人体的自愈健康调节能力正常运转，不断提高自身的抗病自愈能力，保持经络畅通，起到日常保健和延年益寿的作用。

五、四大作用

电磁罐诊疗技术具有明显的四大作用，即通、平、排、补。

1. 通：疏通

俗话说：痛则不通，通则不痛。鉴于痛与通的辩证关系，电磁罐诊疗技术突出速效疏通特色。该技术既能疏通经脉，又能调理气血，从而确保全身所有器官气血充盈，以根除病症。

2. 平：平衡阴阳

针对阴阳失调发病的根本机理，通过相应的调理，促使阴阳消化和转化，达到阴阳平衡。

3. 排：排瘀

电磁罐诊疗技术能同时排除气、血、汗、痰、垢、脂、毒七种瘀证。

4. 补：补正气

罐疗具有扶正祛邪的双重功效，在消除风、寒、湿、热、燥等的同时补足正气，使人体正气迅速恢复。

六、诊疗方法

用电磁罐诊疗人体亚健康的具体方法步骤是：在人体的脊柱及两肋布罐，从大椎穴到长强穴均匀排列，分别代表肺区、心区、肝胆区、脾胃区、肾肠区、小肠区、生殖膀胱区，把电磁罐叩压于人体的皮肤上，罐内形成负压，肌体局部充血，微量电磁能刺激发生作用，在起罐的瞬间，认真仔细地观察拔罐部位的皮肤颜色、斑点形状、分布位置和皮肤凸起或凹陷的程度，可准确进行体质辨证与判断亚健康原因。

七、三得技术十大作用机理

三得技术具有十大作用：①止痛作用；②镇静作用；③消炎作用；④消肿作用；⑤降压作用；⑥止泻作用；⑦促进创面愈合作用；⑧软化瘢痕作用；⑨促进骨折愈合作用；⑩软化良性肿物作用。

1. 止痛作用

止痛作用明显而迅速，对创伤性疼痛、神经性疼痛、炎性疼痛、肿瘤所致的疼痛都有较好的镇痛效果。磁场疗法的止痛机制是：

①感觉传入降低，磁场降低了感觉神经末梢对外界刺激的反应，减少了感觉神经的传入，因而达到止痛效果。

②血液循环增强，增强的血液循环使炎症渗出物的吸收与消散加快，降低了钾离子组胺、缓激肽、5－羟色胺、乙酰胆碱等致痛物质的浓度，减轻了肿胀对神经末梢的压迫作用。

③肌痉挛减轻，平滑肌痉挛缓解，从而使疼痛缓解。

④内啡肽甲硫氨酸脑啡肽、β－内啡肽、精氨酸加压素等内分泌素增多，这些物质具有吗啡样物质的性质，有止痛作用。

2. 镇静作用

①睡眠：镇静作用主要表现为改善睡眠，加快入睡，延长睡眠时间，加深睡眠深度。

②肌张力：镇静作用可减低肌张力，缓解肌肉痉挛，其机制与中枢神经的抑制有关。

③皮肤：镇静作用可使皮肤瘙痒减轻或消失。

④癫痫：镇静作用可抑制癫痫发作。

3. 消炎作用

①血液循环：改善磁场作用于机体而使血管扩张，血循环加速，组织通透性改善有利于炎性渗出物的吸收和消散，有利于炎症局部改善营养、增加氧供，提高抗炎能力和修复能力。

②免疫功能改善：磁场作用于炎症过程时，能提高机体的免疫功能，如免疫球蛋白增高，白细胞数目增多，吞噬能力增强等，因此对细菌性炎症有一定的治疗作用。

③抑菌杀菌作用：磁场对部分细菌有抑菌或杀菌作用。磁疗对于急性炎症、亚急性炎症和慢性炎症均有很好的治疗作用。

4. 消肿作用

具有明显的消除肿胀的作用。其机制是磁场作用使血液循环加快，促进渗出液的吸收，磁场可改变渗透压和通透性，加速蛋白质的转移，降低组织间的胶体渗透压。因此，对于炎性肿胀、非炎性肿胀和血性肿胀均有很好的消肿作用。

5. 降压作用

①神经作用：磁场可加强大脑皮质的抑制功能，调节中枢神经系统和自主神经系统的血管舒缩机制，使高血压患者血压降低。

②血管作用：可扩张外周血管，降低外周循环阻力，从而降低血压。

③穴位作用：降压主要是通过穴位治疗达到效果。穴位的刺激可以通经活络，调节人体功能，通过神经反射的作用，影响大脑皮质对皮质下血管舒缩中枢的调控，调节血管舒缩功能，从而达到降压目的。

6. 止泻作用

磁场的止泻作用明显，其机制如下：

①在磁场作用下，ATP（三磷酸腺苷）酶活性增强，可使小肠的吸收功能加强。

②在磁场作用下胆碱酯酶活性增强，使肠道分泌减少，蠕动减慢，有利于水分和其他营养物质在肠黏膜的吸收。

③磁场抗渗出的作用有利于止泻。磁场的抗炎作用对于炎性腹泻有很好的治疗作用。

7. **促进创面愈合作用**

磁场能促进创面愈合，其机制是在磁场作用下，血管扩张，血流加快，血液循环改善，为创面提供更多的血液。更多的营养物质和氧，有利于加速创面的愈合。

8. **软化瘢痕作用**

磁场具有防止痕形成和软化瘢痕的作用，其机制为在磁场作用下血液循环改善，渗出物吸收和消散加速，为减少瘢痕形成创造了条件，磁场作用下成纤维细胞内水分和盐类物质增加，分泌功能障碍，破纤维细胞内溶酶体增加，促进细胞吞噬作用，阻止了瘢痕的形成。

9. **促进骨折愈合作用**

磁场促进骨折愈合的机制是改善骨折部位的血液循环，改善局部营养和氧供，有利于骨组织细胞的新生，有利于骨折愈合；磁场产生的微电流对软骨细胞和骨细胞有直接促进生长的作用，因而能加速骨折愈合。

10. **软化良性肿物作用**

磁场对良性肿物有治疗作用，经低频电磁疗可使良性肿物缩小或消失。其作用机制为异名磁极相吸产生的压力作用使良性肿物缩小或消失。磁场可减少渗出，消炎消肿，使良性肿物缩小或消失；磁场对内分泌的影响，可使与生殖系统相关的良性肿物缩小或消失；磁场可使良性肿物内血管形成血栓，引起良性肿物血供中断，使良性肿物缩小或消失。

第二节 三得技术仿生电磁罐诊疗技术特色

五分钟电磁罐诊断法可准确查出五脏六腑的病因与病情的轻重，实现早期诊断、早期发现、早期预防、早期治疗、早期康复的目的。

从生理、病理、诊断、治疗等各个方面看，经络与脏腑的关系很密切，脏腑为本，经络为标，标本既明，就可以辨别人体阴阳、表里、气血、虚实、邪正、逆从等情况。所以它是电磁罐辨证的主要依据之一。

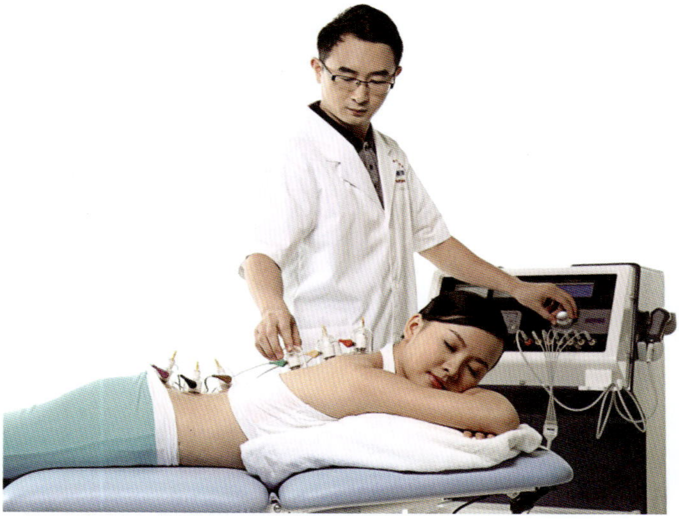

第三节 三得技术仿生电磁罐诊疗图谱

中医学中的“三焦”依躯干将内脏器官划分为三个部位：横膈以上内脏器官为上焦，包括心、肺；横膈以下至脐内脏器官为中焦，包括脾、胃、肝、胆等内脏；脐以下内脏器官为下焦，包括肾、大肠、小肠、膀胱等。通过电磁罐诊疗图谱诊断，人体脏腑的运行状态便清晰明了。

一、三得技术仿生电磁罐印病灶疾病颜色图谱

三得技术已在大量临床检验中证实其生物电磁能的传导路径与中医经络学说的复杂路径高度吻合，而在疗效上，基于经络腧穴的电磁刺激、电磁布罐等疗法正得到有效验证和应用。通过电磁罐印颜色可以辨析患者的身体早期疾病状况。

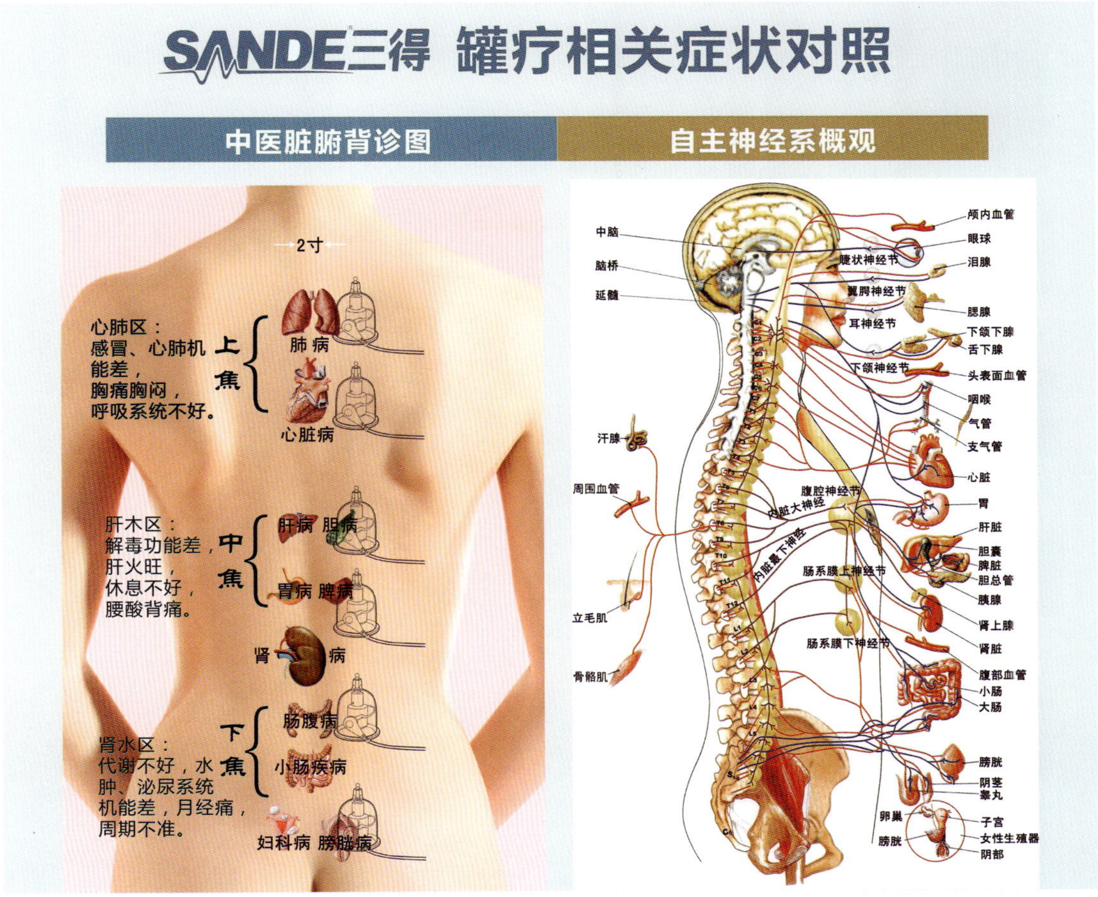

罐印（颜色）

- 粉红色：无斑点，恢复皮肤本色，该区无病
- 鲜红色：热证、实证
- 白　色：虚证、气血两亏、功能低下
- 紫　色：伴有斑块，表明为瘀证、旧病
- 紫黑色：深黯，表明血瘀，病程已久
- 青　色：寒证、湿证

罐像（形状）

- 点　状　为初发病
- 片　状　为局部有病
- 疹子状　为局部发炎
- 圈　状　为慢性病
- 云雾状　为气滞血瘀

罐像（温度）

起罐后用手测试

罐区冰冷：
为风、寒、湿证

罐区热烫：
为热毒炽盛或阴虚火旺

罐印图	颜色	对应症状
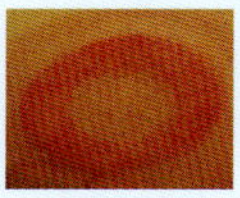	粉红色	无斑点，恢复皮肤本色，该区无病
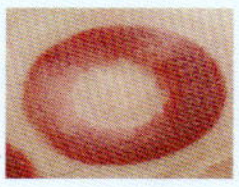	鲜红色	热证、实证
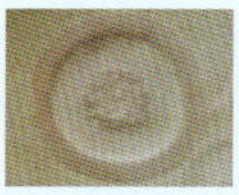	白色	虚证、气血两亏、功能低下
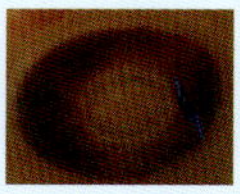	紫色	伴有斑块，表明为瘀证、旧病
	紫黑色	深黯，表明血瘀，病程已久
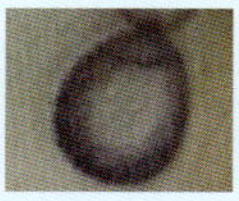	青色	寒证、湿证

二、三得技术仿生电磁罐诊疗技术

三得技术独特的360°电磁能包围技术让每个细胞离子变化和能量代谢加快，使人体运转和功能得到改善。

逐级传导能量叠加技术作用在患者身体上使电磁罐印清晰可辨，通过六种罐印颜色分别表示不同的体质属性，辨别病种范围更广，给医务人员制定后续治疗方案提供了准确的科学依据。

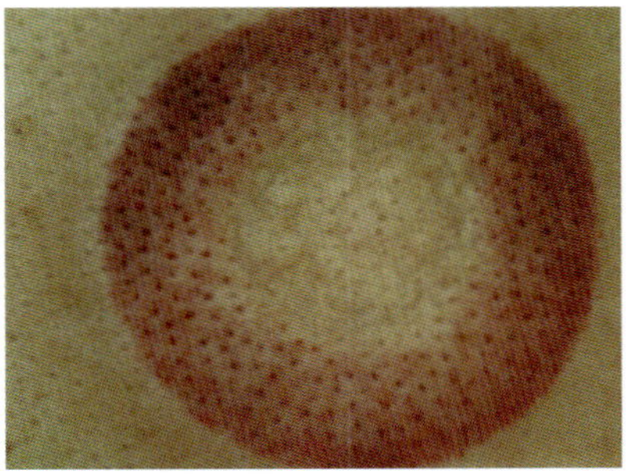

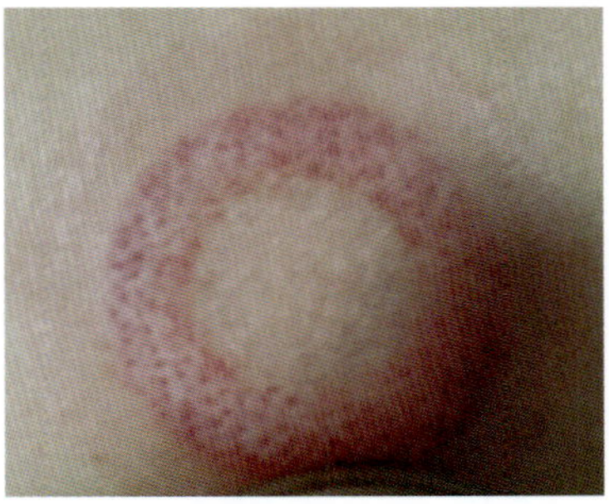

第四节 三得技术仿生电磁罐印病灶疾病颜色图谱案例分析

1. **主色： 粉色**

付××，女，36岁：腰痛。

罐印分析：肺区呈粉红色，正常；心区呈粉红色，正常；肝胆区呈粉红色，正常；脾胃区呈粉红色，正常；肾区呈白色，虚证；生殖区呈白色，虚证；肩部呈粉红色，正常。

中医诊断：下焦肾虚。“肾虚”是一个宽泛的概念，包括泌尿系统、生殖系统、内分泌代谢系统、神经系统等。

治法：滋阴补肾。

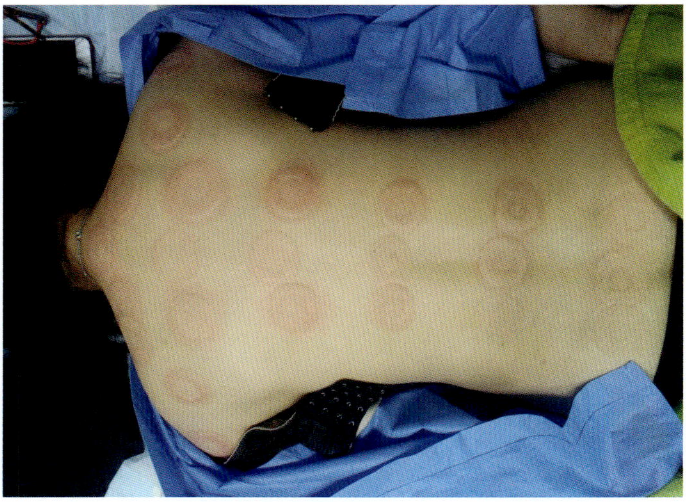

2. **主色： 红色**

刘××，男，30岁：经常感冒发烧，扁桃体发炎。

罐印分析：肺区呈粉红色，正常；心区呈红色，实证；肝胆区呈红色，实证；脾胃区呈红色，实证；肾区呈青色，寒证、湿证。

中医诊断：上焦火旺，下焦寒阴虚。

治法：疏肝解郁，健脾养血安神。

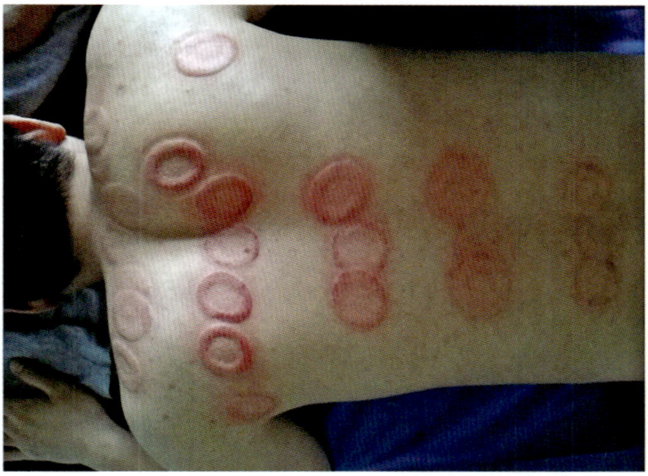

3. **主色： 白色**

罗××，女，43 岁：气虚无力。

罐印分析：肺区呈白色，虚证；心区呈白色，虚证；肝胆区呈白色，虚证；脾胃区呈白色，虚证；肾区呈白色，虚证；生殖区呈白色，虚证；左肩部呈紫色，瘀证。

中医诊断：气血亏虚。《素问·调经论》记载："血气不和，百病乃变化而生。"气虚无力、血虚风燥，长期的气血不足会造成免疫力低下。

治法：补中益气。

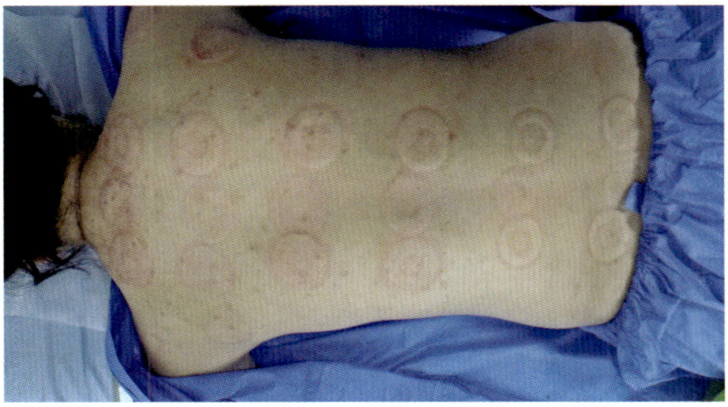

4. **主色： 紫色**

石××，男，52 岁：全身乏力。

罐印分析：肺区呈紫黑色，血瘀，病程日久；心区呈紫色，瘀证，病程日久；肝胆区呈紫色，瘀证，病程日久；脾胃区呈紫色，瘀证；肾区呈紫色，瘀证；生殖区呈紫色，瘀证；肩部呈紫黑色，血瘀，病程日久。

中医诊断：气滞血瘀。

治法：活血祛瘀，通经止痛，祛风除湿。

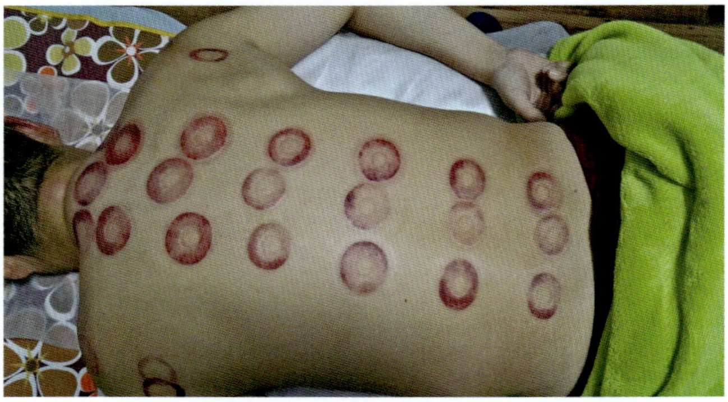

5. 主色：紫黑色

林 × ×，男，48 岁：全身乏力，肩、腰部疼痛。

罐印分析：肺区呈紫黑色，血瘀，病程日久；心区呈紫黑色，血瘀，病程日久；肝胆区呈紫黑色，血瘀，病程日久；脾胃区呈紫色，瘀证；肾区呈紫色，瘀证；生殖区呈白色，虚证。

中医诊断：瘀血阻络，气滞血瘀。气滞血瘀指气机郁滞日久而致血行瘀阻的病机。

治法：活血化瘀，行气止痛。

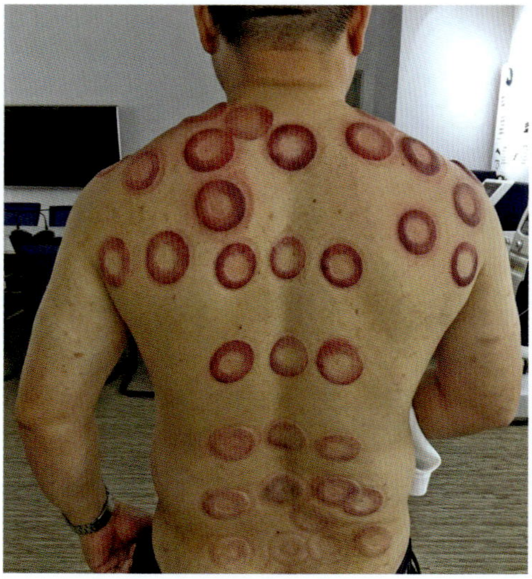

6. 主色：青色

陈××，男，25岁：肺病初愈。

罐印分析：肺区呈不均匀青色及紫色，寒湿证、瘀证；心区呈青色，寒湿证；肝胆区呈青色，寒湿证；脾胃区呈青色，寒湿证；肾区呈不均匀青色及紫色，寒湿证、瘀证；生殖区呈不均匀青色及紫色，寒湿证、瘀证；左肩部呈不均匀青色及紫色，寒湿证、瘀证。

中医诊断：瘀阻肺络，下焦寒瘀。瘀血阻滞，肺络不畅，导致咳嗽不畅，胸闷气憋，胸痛。因寒湿血瘀，经脉阻滞，以致气血不通。

治法：活血通络，益气散寒止痛。

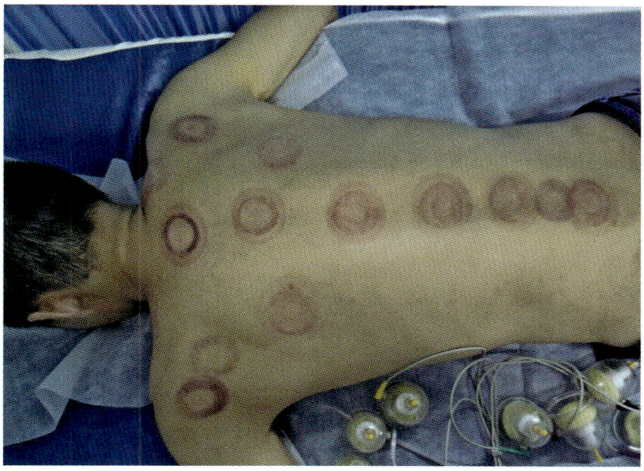

第二章 中医健康美容调理指南

第一节 中医健康美容知识

一、中医健康美容调理的定义

“十二经脉，三百六十五络，其血气皆上于面而走空窍，……其气之津液皆上熏于面……”面部是人体各部位气血汇聚之所，是全身脏腑、肢节、经络运转情况的反映中心。衰老的机理是阴阳失衡，气血失和，气机升降出入失常，脏腑功能失调。肥胖、便秘、色斑、口臭、体臭、高脂血等现象时有发生，如果加上心理负担，则机体衰老就会加速。中医认为：做到整体阴阳平衡、脏腑安定、经络通畅、气血流通，美容的效果才能稳定、持久。

二、衰老的原因（中医典籍阐述）

1. 七情变化

《黄帝内经》：喜伤心、悲伤肺、怒伤肝、思伤脾、恐伤肾。

2. 六淫侵袭

六淫，是风、寒、暑、湿、燥、火六种外感病邪的统称。在正常情况下称为“六气”，是自然界六种不同的气候变化。阴阳相移，寒暑更作，气候变化都有一定的规律和限度。如果气候变化异常，六气发生太过或不及，或非其时而有其气，以及气候变化过于急骤，超过了一定的限度，使机体不能与之相适应的时候，就会导致疾病的发生。于是，六气由对人体无害而转化为对人体有害，成为致病的因素。风为百病之长，具有升发、向上向外之特性，最易伤及皮肤和头面五官。故《医方类聚》曰：“头面者，诸阳之会，血气既衰，则风邪易伤，故头病则或生恶疮，或生秃疮，面则有皯黯、疮痣、粉刺、酒渣之属。”寒性凝滞，诱发皮肤血管障碍，使循环瘀滞。暑性升散，耗气伤津，常使皮肤脱水而干燥，一方面日晒促使皮肤黑色素的产生及沉着，形成色斑或使肤色变暗，另一方面日光中的紫外线损伤皮肤弹性纤维，使皮肤弹性下降、松弛，进而产生皱纹。湿性黏滞，可出面垢眵多、皮肤黏腻不爽等秽浊之象，肥胖臃肿，肤色无华，易生黄褐斑或痤疮。燥性干涩，肌肉皮毛失养。火性炎上，易致肿疡。

3. 脏腑盛衰

肝主疏泄，主藏血，在体合筋，开窍于目，其华在爪，肝血充盈，全身关节才能活动自如，两目光泽有神。肺主气，司呼吸，在体合皮，开窍于鼻，其华在毛，将气血和津液输布到皮肤毫毛，起滋润营养作用，并调节汗孔开合。脾主运化，主统血，在体合肉，开窍于口，其华在唇，脾气健运，则身强体健，肌肉丰满，唇色红润泽丽。心主血脉，在体合脉，开窍于舌，其华在面，气血充沛，方能使面色红润光泽。肾主藏精，主水，在体合骨，开窍于耳和二阴，其华在发，肾精充足，则骨骼健壮，四肢轻劲有力，行动敏捷，头发茂盛乌黑，牙齿坚固。

五脏与五窍的关系：肝气通于目，肝气顺则目清明，肝有病状则目眦发青，影响视觉；肺气通于鼻，肺有病状则喘息鼻张，影响呼吸气息；脾气通于口，脾有病状则唇色发黄，影响消化吸收功能；心气通于舌，心气不顺有病状则舌卷短，颧发赤，影响话语清晰；肾气通于耳，肾气虚则颧与颜黑，且耳鸣耳聋，影响听力。

五色（面色）与五脏的关系：赤为心色，青为肝色，白为肺色，黄为脾色，黑为肾色。

4. 气血功能异常

气血是滋养皮肤、令面容保持年轻的基础，气使皮肤莹润光滑，血使皮肤颜色红润。

饥饱失常、饮食不洁、饮食偏嗜均为不良饮食方式。饮食应以五谷相合，荤素搭配，并与五脏相宜，才能使后天得养，五脏滋生，气血充盈，身体强健。

5. 经络功能异常

经络除具有运行气血、润养周身、预防保健等作用外，其主干或分支直接或间接循行于面部，所以经络功能异常亦会在面部状况有所体现。

6. 劳逸所伤

适当的休息能够使皮肤和肌肉得到充分滋润营养，适度的锻炼运动能够使形神充满生机，意气盎然。如果劳逸失常，则会影响健康和美容。劳累过度，易损伤心、肝、脾、肾、肺，导致耗伤气血，形神失养，疲倦乏力等。安逸过度可使血脉瘀滞，气血运行不畅。

7. 环境因素

如长期暴晒，阳光中的紫外线会使人体皮肤干燥脱水，形成黑斑，产生皱纹；空气中的大量废气和粉尘会与皮肤的分泌物结合，造成毛孔堵塞、皮肤老化、粉刺生成等；长期处于空调环境中，空气干燥，皮肤中的水分会被带走，从而使整张脸变得像干柴一样又干又皱，不仅黯淡无光，而且还会失去弹性，等等。

第二节 三得技术中医健康美容调理方案

一、三得技术中医健康美容调理的原理

三得技术沿用了中医整体调理的方式，刺激经络穴位，并谨遵中医“通则不痛、痛则不通”的诊治原则。通过电磁导入等多种物理手段作用于人体，使血液循环速度加快，加速细胞与外界物质能量交换，促使代谢产物的排出，补充人体能量，由内而外地达到疏通经络、改善循环、紧致肌肤、减缓衰老的目的。三得技术对传统中医医技的针灸、按摩、刮痧等手法进行了科技创新，具有独特的医疗保健、预防、治疗、康复和美容美体功效。

二、三得技术中医健康美容调理的禁忌证及慎用对象

禁忌证：①有传染性疾患、严重皮肤病；②有电磁敏感病史；③有出血倾向疾病症状；④治疗前一周曾行激光美容、磨皮、果酸换肤；⑤服用特殊药物、孕妇或处于月经期；⑥曾外用维A酸药膏或是祛斑膏者，建议停药一星期后再开始疗程；⑦曾有严重脑血栓急性发作患者；⑧得过严重心脏病、急性心肌梗死或内置心脏起搏器者；⑨做过假体整形、面部填充、玻尿酸注射等整形。

慎用对象：①牙齿种植者；②做过文眉者；③做过眼部埋线者；④皮肤敏感者。

三、调理时间设定

亚健康专项调理，时长为80分钟；眼部专项美容，时长为40分钟；颈部专项美容，时长为50分钟；手部专项美容，时长为30分钟；面部专项美容，时长为60分钟；头痛失眠专项调理，时长为30分钟。

四、三得技术中医健康美容调理的操作流程

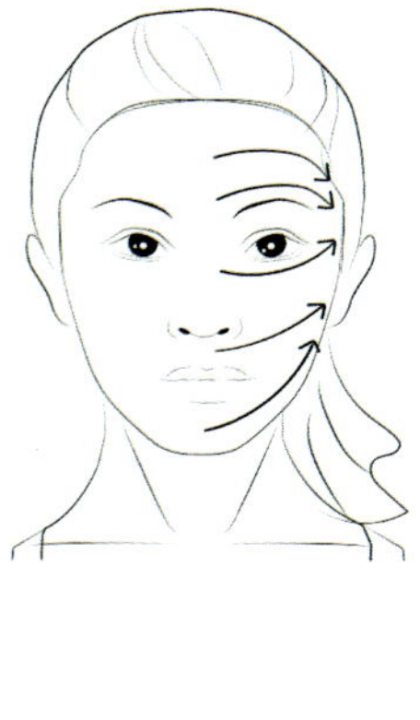

1. 第一步

清洁面部肌肤（用柔软的湿面巾纸进行清洁，化妆的顾客则需用卸妆水卸妆）。清洁后，用手法放松面部肌肤（顺着肌肉纹理走）。

2. **第二步**

用热水调和面膜粉至糊状均匀涂抹于面部，将热水泡好的面膜纸平敷于已抹药的面部上，覆盖毛巾的电磁垫放置于颈部，平躺于床上，开机选择“面部理疗”键，用无创针灸探头在面膜纸上进行面部轮廓的平扫，从而使皮肤易于吸收面膜的精华，等待 20 分钟后洗净。（注：敷面膜时间为 20 分钟，用探头为顾客面部进行 10 分钟的平扫后，可在手部进行 10 分钟的平扫，放松手部肌肉。）

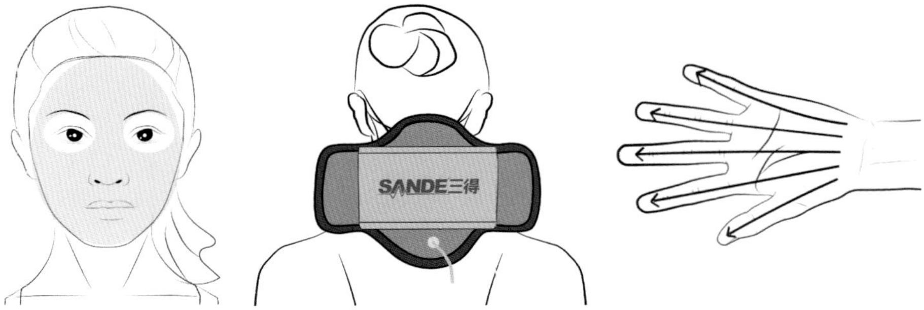

3. **第三步**

取下面膜，将面部洗净后，探头取适量护肤乳在面部涂抹，再将无创针灸探头放置于下巴承浆穴（面部，当颏唇沟的正中凹陷处）处，调节电流大小（以感觉舒适为限度，一般电流控制在 0.5 ~2mA 即可），从承浆穴开始，由内而外，从左到右，慢慢用探头按摩，由脸颊向鼻子、额头逐步推进，另一只手进行辅助。（注：探头在按摩时紧贴面部；以下眼部为界，上面部比下面部小 1 ~2mA 剂量；当感觉探头上的护肤乳快干时，需用探头再蘸取适量护肤乳。）

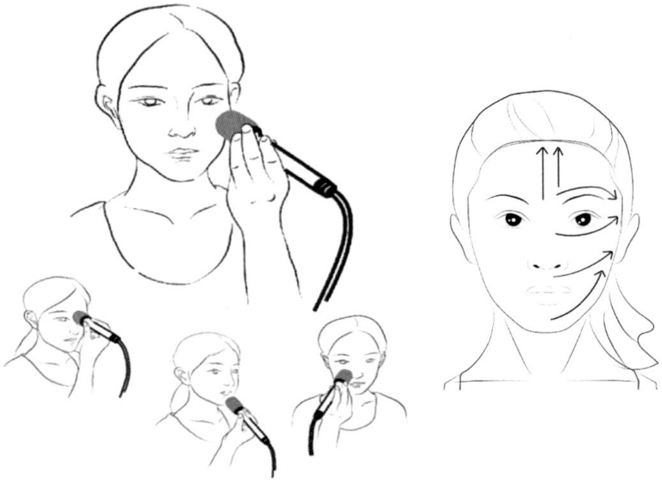

4. **第四步**

一边面部改善完成后，再用上述方式对另一边面部进行改善。

注意：在此过程中观察面部是否对称，重点改善不对称部位。

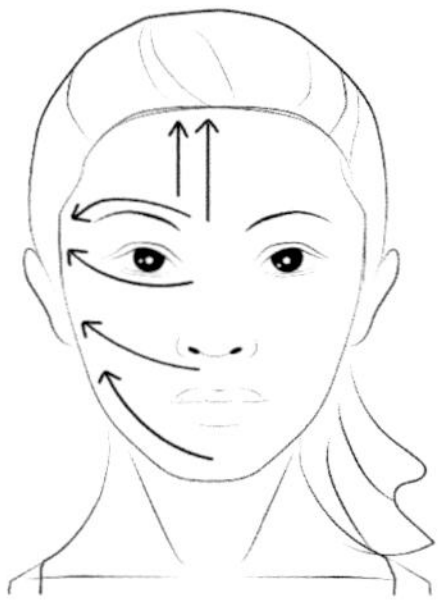

5. **第五步**

均匀涂抹护肤乳，将无创针灸探头放置于耳后翳风穴调节电流大小（以传感到达外耳郭中间为宜），从翳风穴（耳垂后耳根部，颞骨乳突与下颌骨下颌支后缘间凹陷处）开始，由上至下（或从下至上），从左到右，锁骨骨缝中行出外缘，由外向内进行颈部淋巴结的护理。（当感觉探头上的护肤乳快干时，需用无创针灸探头再蘸取适量护肤乳。）

注：无创针灸探头由上至下调理是淋巴排毒；探头由下至上调理是祛颈纹、提拉颈部线条。

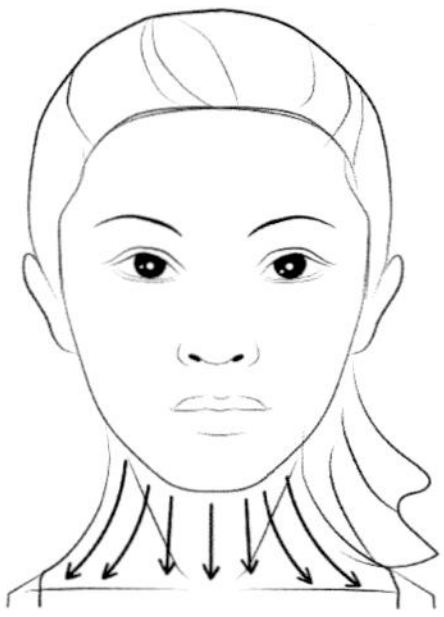

6. **第六步**

把面部及颈部未吸收的精华液涂抹均匀使其吸收，后均匀涂抹保湿水、保湿乳。

下表列出了面部重要穴位。

穴位	功用	主治
攒竹穴 （足太阳膀胱经）	疏经活络，明目	眼睑下垂，近视，斜视，呃逆，头痛，眼疾
丝竹空穴 （手少阳三焦经）	祛风明目，除皱美颜	面瘫，眉毛脱落，鱼尾纹，近视，斜视，目赤肿痛，眼睑跳动，眩晕，头痛
太阳穴 （经外奇穴）	疏风清热，解痉止痛	面瘫，鱼尾纹，上睑下垂，湿疹，头痛，牙痛
瞳子髎穴 （足少阳胆经）	疏风散热，明目除皱	眼角皱纹，面肌痉挛，近视，斜视，头痛
承泣穴 （足阳明胃经）	疏经活络，美目养颜	眼睛浮肿，眼袋，面瘫，近视，远视，斜视
四白穴 （足阳明胃经）	疏经活络，美颜明目，疏肝利胆	面瘫，面部色素沉着，三叉神经痛，白内障，近视
颧髎穴 （手太阳小肠经）	疏经活络，美颜消皱	口眼歪斜，眼睑跳动，三叉神经痛，皱纹
地仓穴 （足阳明胃经）	消皱美颜，通络活络	口周皱纹，面瘫，面肌痉挛、皲裂
听宫穴 （手太阳小肠经）	聪耳，消皱	面部色素沉着，耳鸣，耳聋，颞下颌关节炎，牙痛，面部除皱
承浆穴 （任脉）	生津敛液，舒筋活络	唇紧，面肿，齿痛，齿衄，龈肿

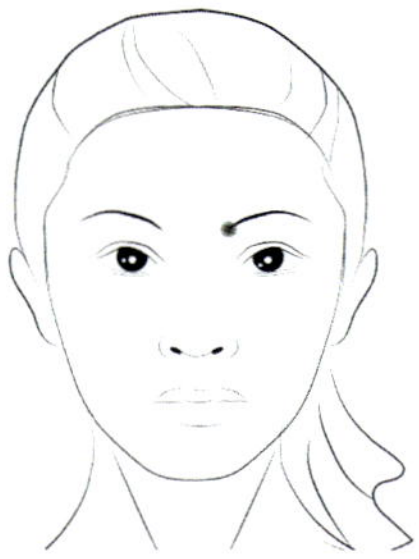
攒竹穴

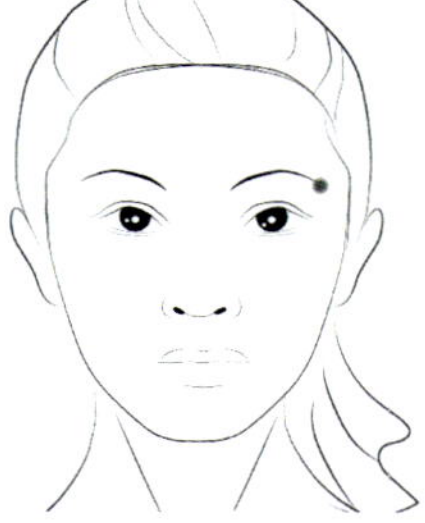
丝竹空穴

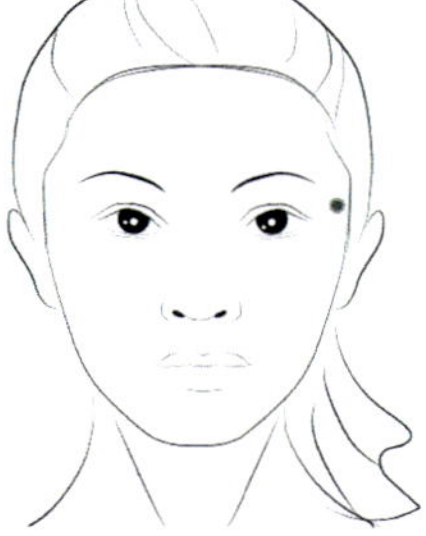
太阳穴

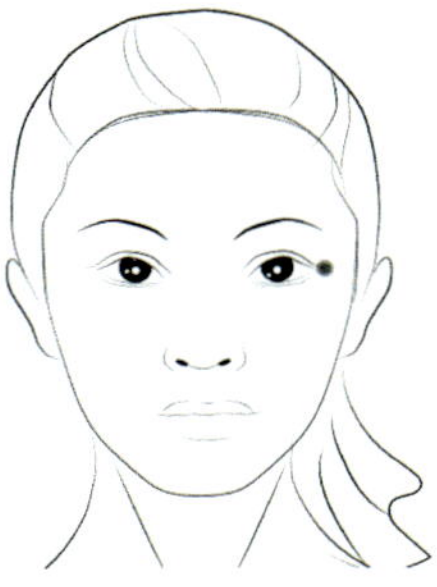

瞳子髎穴

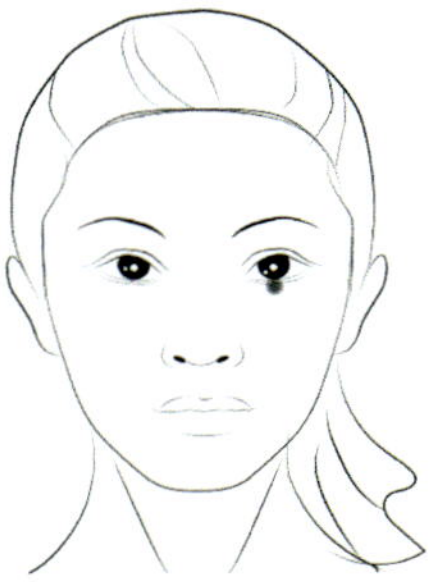

承泣穴

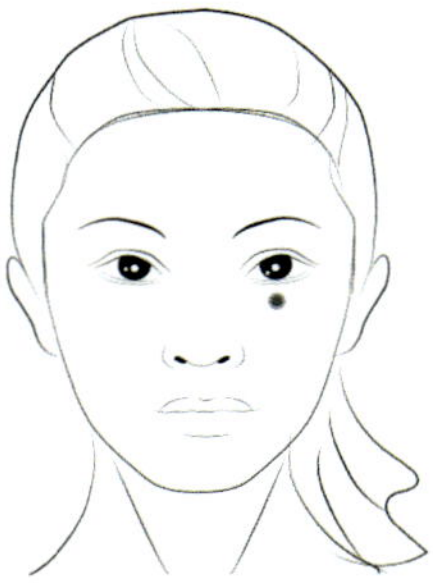

四白穴

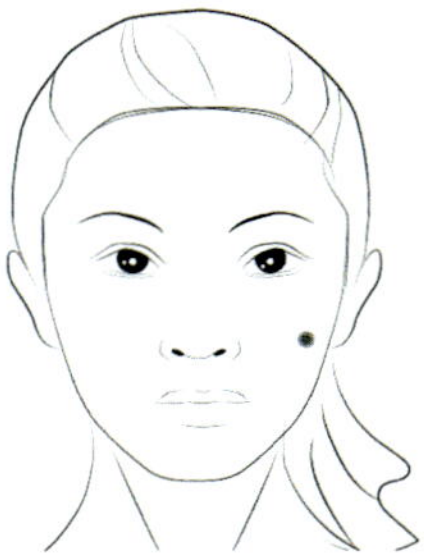

颧髎穴

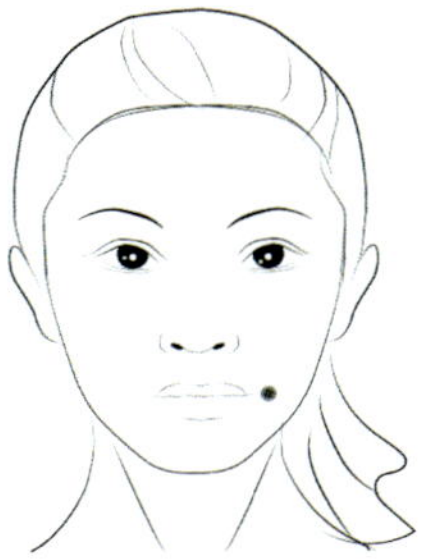

地仓穴

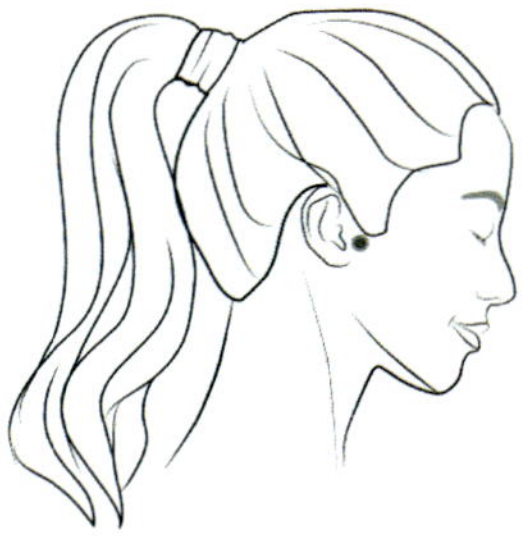

听宫穴

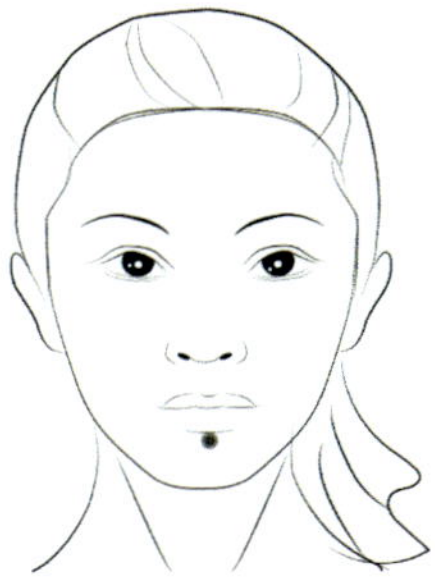

承浆穴

五、中医健康美容的日常小方法

（1）切忌用手挤压面部痤疮。

（2）多饮水。

（3）调节情绪，释放压力。

（4）注意防晒、防紫外线辐射。

（5）多食用健康食品，如水果、蔬菜、杂粮等。

（6）运动适量。

（7）睡眠充足。

第三章 亚健康调理指南

第一节 亚健康医学知识

一、亚健康的定义

世界卫生组织（WHO）将机体无器质性病变，但是有一些功能改变的状态称为“第三状态”，我国称为“亚健康状态”，又称“第三状态”或“灰色状态”，因其主诉症状多种多样，又不固定，也被称为“不定陈述综合征”。它是人体处于健康和患病之间的过渡状态，在身体上、心理上没有疾病，但主观上有许多不适的症状表现和心理表现。实际上就是人们常说的慢性疲劳综合征。

根据国内最新的调查表明，处在亚健康状态（简称“亚健康”）的人群中，以中老年居多。如按职业分，有45%以上从事企事业管理或商务行业。它在汽车司机和学生人群中的发生比例也较高，说明亚健康与长期的过度疲劳和精神紧张有很大的关系。

二、亚健康的主要病因

1. 饮食因素（25%）

饮食不合理。机体摄入热量过多或营养贫乏时，都可导致机体失调。过量吸烟、酗酒、长期接触有毒物品，也会导致出现这种状态。

2. 休息不足（35%）

睡眠不足。起居无规律、作息不正常如今已经成为常见现象。青少年由于看电影电视、上网、玩游戏、跳舞、打牌、打麻将等娱乐，以及备考开夜车等，常打乱生活规律。成人有时候也会因为娱乐（如打牌、打麻将）、看护病人等影响休息。

3. 压力因素（25%）

过度紧张，压力太大。特别是IT（信息技术）白领人士，运动不足，体力透支，容易产生长久的不良情绪和心理障碍。

三、亚健康的常见症状

亚健康常见症状有肌肉关节疼痛、便秘、食欲缺乏、失眠、易激惹、口腔溃疡、乏力、反复感冒、嗜睡、浑身不舒服、免疫力下降、心悸、心情不佳等。虽然医检各项指标均正常，但上述表现都属于亚健康状态。

四、亚健康的危害性

亚健康的危害性按程度由轻到重划分如下：

（1）影响工作效率、生活及学习质量。

（2）影响睡眠质量，加重身心疲劳，引发慢性疲劳综合征。

（3）导致恶性循环，引发精神或机体疾患。

（4）易患慢性疾病，如大多数的恶性肿瘤、心脑血管疾病和糖尿病。具体包括高脂血症、脂肪肝、高血压病、前列腺疾病、肝功能异常、妇科疾病、冠心病、糖尿病、白内障、胆囊结石、防癌普查异常等。

（5）影响健康寿命，造成早衰，甚至引起突发急症导致英年早逝（过劳死）。

第二节 三得技术亚健康调理方案

一、三得技术的治疗原理

三得技术采用低频交变的电磁刺激、电磁药物导入等多种物理手段作用于人体，是一种无创理疗，能达到活血祛瘀、改善循环、祛瘀生新的目的。在肌肉的收缩效应及神经、体液共同调节作用下，促进脏腑、组织的新陈代谢加快，使血液循环速度加快，从而起到改善体液循环、活血通脉、消炎止痛等作用。

二、三得技术的禁忌证

禁忌证有：①脑血栓急性发作患者；②扭挫伤应急期内患者；③月经期、怀孕妇女；④恶性肿瘤患者；⑤有传染性疾患、皮肤病患者；⑥有急腹症、大出血、活动性肺结核患者等。

三、调理疗程设定

10 次为一疗程，每天 1 次，前 3 次连续每天调理 1 次，后 7 次隔天 1 次，每次调理时间为 80 分钟。

四、亚健康调理流程

1. 第一步

选用电磁能吸附罐，选择“罐疗”模式，常规剂量。部位：肩井穴（前直乳中，当大椎穴与肩峰端连线的中点上）、肩髎穴（当臂外展时，于肩峰后下方呈现凹陷处）、天宗穴（肩胛冈中点与肩胛骨下角连线上 1/3 与下 2/3 交点凹陷中）。如下图，对称布罐，时长为 5 分钟。作用：调理胆经、三焦经、小肠。

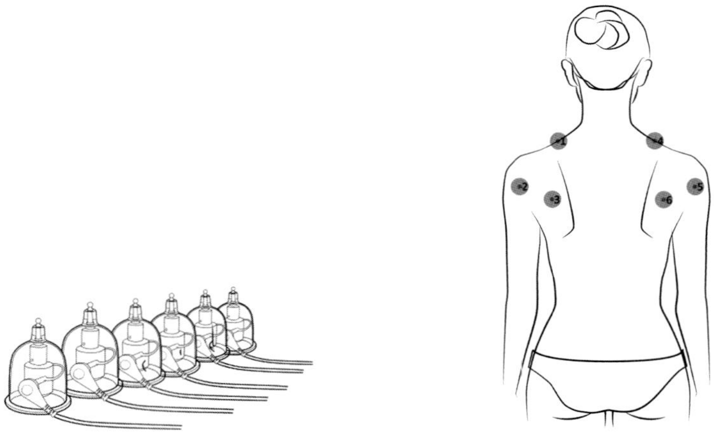

肩胛骨布罐（图中数字表示布罐顺序，下不一一说明）

2. 第二步

选用电磁能吸附罐，选择“罐疗”模式，常规剂量。部位：督脉，从下至上均匀布罐。如下图，时长为 5 分钟。作用：调理脊神经，提升阳气，强化体质及新陈代谢。

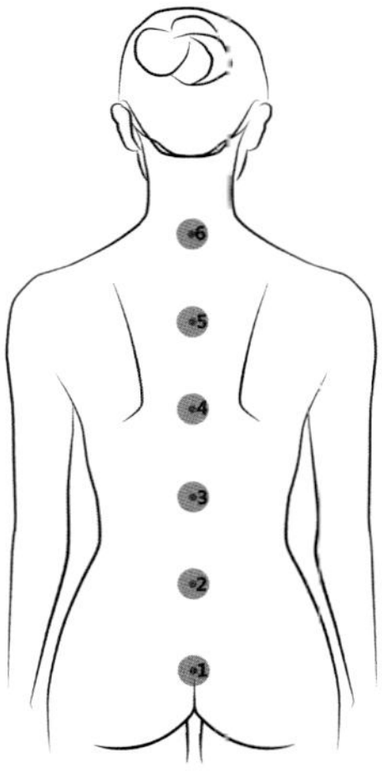

督脉布罐

3. 第三步

选用电磁能吸附罐，选择“罐疗”模式，常规剂量。部位：背部膀胱经。如下图，左右对称顺序布罐，时长各为 5 分钟。作用：调理、提升脏腑功能。

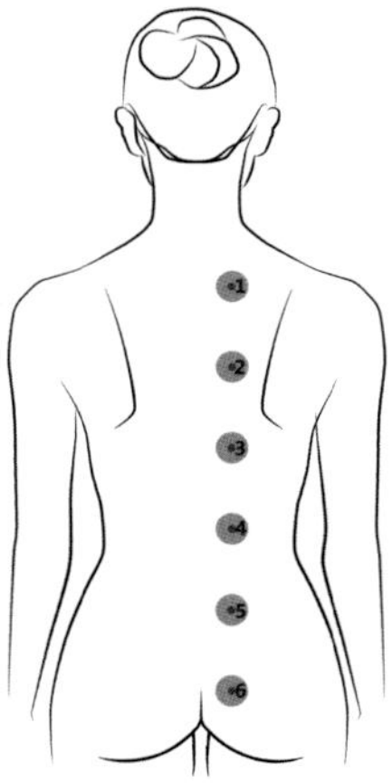

背部膀胱经（右侧）布罐

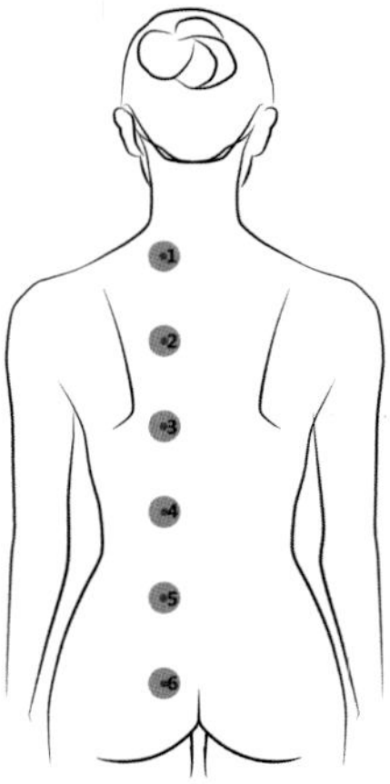

背部膀胱经（左侧）布罐

4. 第四步

选用电磁能吸附罐，选择“罐疗”模式，常规剂量。部位：下肢膀胱经，殷门穴、委中穴（腘横纹中点）、承山穴（小腿后方腓肠肌肌腹下出现的尖角凹陷处）。如下图，对称布罐，时长为 5 分钟。作用：改善下肢血液循环，疏通膀胱经。

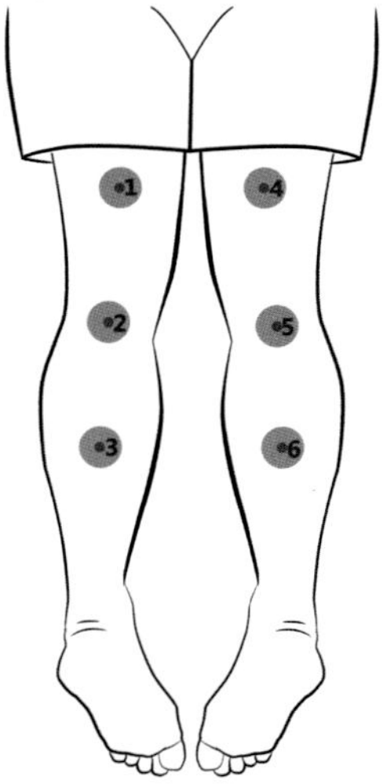

下肢膀胱经布罐

5. 第五步

选用电磁能吸附罐，选择“罐疗”模式，常规剂量。部位：腹部，中脘穴（胸骨下端和肚脐连接线中点）、关元穴（前正中线上，当脐中下 3 寸）、天枢穴（横平脐中，前正中线旁开 2 寸）、水道穴（脐中下 3 寸，前正中线旁开 2 寸）。如下图，对称布罐，时长为 5 分钟。作用：改善胃肠道功能，补元益气，强壮保健。

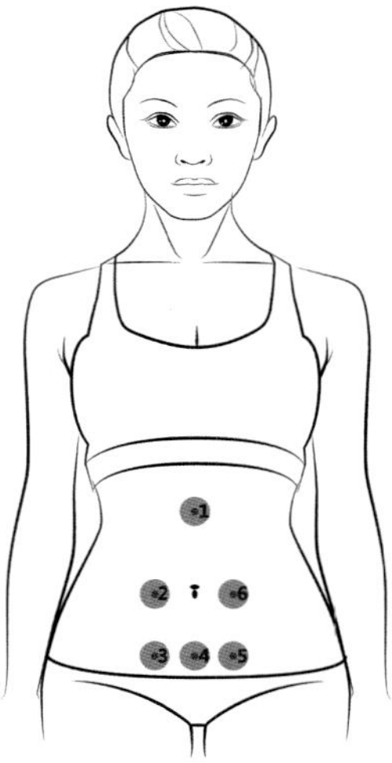

腹部布罐

6. **第六步**

选用电磁能吸附罐，选择“罐疗”模式，常规剂量。部位：下肢膀胱经，血海穴（髌底内侧端上三指宽，股内侧肌隆起处）、足三里（小腿外侧，外膝眼下 3 寸）、三阴交（内踝骨尖上 3 寸，胫骨后缘）。如下图，对称布罐，时长为 7 分钟。作用：调理脾胃。

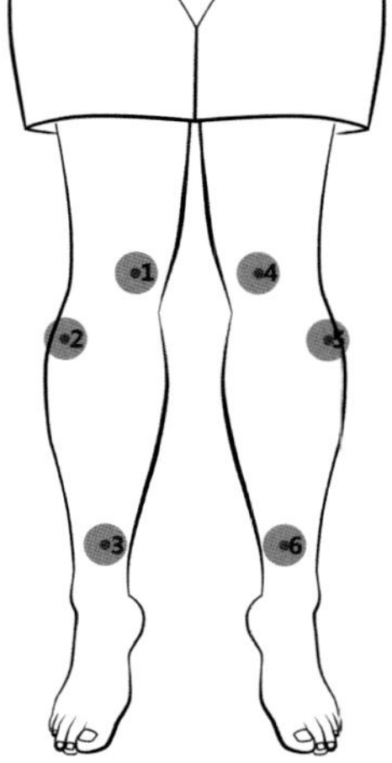

下肢膀胱经布罐

7. 关于电磁罐疗补泻法

顺经络循行的方向进行的罐疗属于补法，逆经络循行的方向进行的罐疗属于泻法。背部的脊柱穴位，用罐疗自下而上能培元气、通经络、和脏腑，具有强身健体的功能，为补法；罐疗脊柱穴位从上至下，有清热的功效，为泻法。

罐疗据力度可分为重罐法和轻罐法。重罐法，剂量相对较大，属于泻法；轻罐法，剂量相对较小，属于补法；剂量适中则属于平补平泻法。

根据布罐的能量传导顺序方向来分，顺时针罐疗为补，逆时针罐疗为泻，顺时针方向和逆时针方向罐疗同时进行则属于平补平泻法。

腹部罐疗以患者自身的方向为标准，顺时针方向罐疗为补法，可增强胃肠消化功能，有健脾和胃的作用；逆时针方向罐疗为泻法，有明显的通便泻下的效果。

第四章 常见颈肩腰腿痛的体格检查方法

第一节 脊柱弯曲度

脊柱是维持正常人体立位姿势的主要支柱。

正常人脊柱有四个弯曲，呈S形，分别是颈椎前突、胸椎后突、腰椎明显前突、骶椎后突。

检查方法：前屈后伸，左右侧弯及旋转运动。

正常活动度为：

颈椎前屈后伸35°~45°，左右侧弯45°；

胸椎前屈30°，后伸20°，左右侧弯20°；

腰椎前屈75°~90°，后伸30°，左右侧弯20°~35°。

第二节 背面视诊

一、脊柱

背面视诊时，主要观察脊柱是否正中，有无侧凸畸形，上身倾向何侧。若判断脊柱侧凸（scoliosis），应记明侧凸的方向及部位呈 C 形、反 C 形、S 形或反 S 形；两肩是否等高，双髂嵴上方是否水平。上身移向何侧，可从第 7 颈椎棘突垂一条直线来估计移位的程度。

脊柱侧凸可分为：①姿势性侧凸，见于儿童发育期坐位姿势不良、椎间盘脱出症、脊髓灰质炎后遗症等，如站立位有侧弯而在坐位或卧位消失时，可因两下肢不等长所致；②器质性侧凸，见于佝偻病、慢性胸膜增厚、胸膜粘连及肩部畸形等病变，改变体位不能使侧凸得到纠正。

二、背肌情况

两侧背肌变平而中央的棘突呈一条隆起，日久易产生驼背及腰背韧带劳损。此外应注意双侧骶棘肌是否对称，有无萎缩或痉挛。凡腰痛的病人，如患腰椎结核、急性扭伤等，常伴有腰肌痉挛。

三、自动运动

脊柱的运动主要在颈椎及腰椎，它的运动包括前屈后伸、左右侧屈及左右旋转。检查颈椎时应固定双肩，使躯干不参与运动。检查胸椎活动度可先固定骨盆再转动肩部，以深呼气和呼气胸围之差衡量胸部扩张度，一般正常值为 5 厘米；若胸部扩张度消失，往往提示肋骨后关节与胸椎间的异常，多见于强直性脊柱炎。

第三节 侧面视诊

一、脊柱后凸（kyphosis）

脊柱过度后弯，多发生于胸段，也称驼背（gibbus）。检查时可发现胸部塌陷，腹部向前凸出。脊柱后凸原因很多，表现也不尽相同。如小儿脊柱后凸多为胸椎椎体结核引起，病变常发生在下胸部，由于椎体破坏，棘突向后明显突出，称为成角畸形。青少年胸段下部及腰段均后凸，多为发育期姿势不良或患脊椎骨软骨炎的后果。成年人胸段呈弧形（或弓形）后凸，多见于强直性脊柱炎，脊柱强直固定，仰卧位脊柱亦不能伸平。老年人脊柱后凸，多发生在胸段上半部，为骨质退行性变、胸椎椎体被压缩而成。外伤性胸椎骨折后，可在任何年龄组中成为发生脊柱后凸的原因。

二、脊柱前凸（lordosis）

脊柱过度向前弯曲，发生在腰椎部分时，又称挺腰畸形，可见于妊娠等生理情况，也可因大量腹水、脊椎滑脱症、先天性髋关节脱位或炎症引起的髋关节屈曲畸形所致。在侧面尚可观察脊柱的屈伸活动范围及弯腰时活动的中心部位。腰前屈时，正常脊柱可弯曲成C形，而病态脊柱的活动度明显减少，主要活动中心在髋关节。

第四节 脊柱叩击痛、压痛及检查过程

脊柱叩击痛与压痛可采用两种方法检查：

①直接叩诊法，以叩诊锤或手指直接叩击各个脊椎棘突。若患者患深部的椎体疾患如结核或脊椎炎时，医师叩打局部，会出现深部疼痛，而压痛不明显或较轻。

②间接叩击法，嘱病人取端坐位，医师用左手掌面放在病人的头顶，右手半握拳以小鱼际肌部叩击左手，观察病人有无疼痛，正常人脊椎无叩击痛。如脊椎有病变，在受损部位可产生叩击痛。叩击痛阳性可见于脊椎结核、骨折及椎间盘突出。

需要检查的人群：腰腹部有异常疼痛的人群。

检查脊柱时，应脱去上衣，双足并拢站立位，双下肢直立，双手自然下垂。背面观察脊柱。受试者取立正姿势，以髂嵴为中心，在其上 10 厘米及下 5 厘米处各做一标志，测量两点间距离。检查患者的脊柱活动，可使其拾取一件放在地上的物品，观察其脊柱的活动是否正常。医师也可用左手掌面放在病人的头顶，右手半握拳以小鱼际肌部叩击左手，观察病人有无疼痛。

第五章

颈部疼痛调理指南

第一节 颈椎病医学知识

一、颈椎病基础知识

颈椎病又称颈椎综合征，是颈椎骨关节炎、增生性颈椎炎、颈神经根综合征、颈椎间盘脱出症的总称，是一种以退行性病理改变为基础的疾患。

二、颈椎病的危害和常见的症状

颈椎病会造成高血压，病人多伴有头昏或眩晕、颈部僵硬感，肩背部沉重不适。颈椎多关节错位，可伴胸闷、气短或心律不齐。多数颈椎病患者会常有头痛、头晕、失眠、记忆力下降、全身乏力、倦怠、心悸、胸闷、耳鸣、眼花及性情急躁等。有些颈椎病甚至会引起吞咽不畅、腹胀便秘。

三、颈椎病的发病原因

颈椎病发病主要是由于颈椎长期劳损、骨质增生，或椎间盘脱出、韧带增厚等，致使颈椎脊髓、神经根或椎动脉受压，从而出现一系列功能障碍。表现为椎节失稳、松动，髓核突出或脱出，骨刺形成，韧带肥厚和继发的椎管狭窄等，这些刺激或压迫了邻近的神经根、脊髓、椎动脉及颈部交感神经等，引起一系列症状和体征。

四、颈椎病的中医病因病机

1. 外伤

外伤是指跌仆闪挫等对筋、骨、皮肉的损伤。外伤所致的颈肩痛，即所谓的骨错缝、筋出槽症状。人体是一个整体，颈肩等部位受外力影响而遭受损伤时，也能导致脏腑、经络、气血失调。

2. 肝肾亏虚、 气血不足

这也是常见的颈椎病的病因。久病体弱，肝血不足，肾精亏损，经脉失去濡养，可致肢体筋膜弛缓，手足痿软无力，无法随意运动，肝肾不足，气血亏损。

3. 风寒湿痹、 经络受阻

由于风、寒、湿三种外邪侵入身体，流注经络，导致气血运行不畅而引起肢体与关节疼痛、酸麻、重着及屈伸不利等。

五、颈椎病现代医学、传统医学的辨证分型

（一）颈椎病现代医学分型

1. 颈型颈椎病

也称局部型颈椎病，是指具有头、肩、颈、臂的疼痛及相应的压痛点，X 线片上没有椎间隙狭窄等明显的退行性改变，但可以有颈椎生理曲线的改变、椎体间不稳定及轻度骨质增生等变化。

2. 神经根型颈椎病

具有较典型的根性症状（麻木、疼痛），且范围与颈、脊神经所支配的区域相一致。压头试验或臂丛牵拉试验阳性。

3. 脊髓型颈椎病

临床上出现颈脊髓损害的表现。

4. 椎动脉型颈椎病

曾有猝倒发作，并伴有颈源性眩晕，旋颈试验阳性，多伴有交感神经症状。

5. 交感神经型颈椎病

临床表现为头晕、眼花、耳鸣、手麻、心动过速、心前区疼痛等一系列交感神经症状。

6. 食管压迫型颈椎病

颈椎椎体前鸟嘴样增生压迫食管引起吞咽困难（可通过食管钡剂检查证实）。

（二）颈椎病传统医学分型

1. 风寒湿痹型

多因夜卧当风或雨淋，机体外感风寒湿邪，凝滞经络、气血瘀滞不得行所致。症见：颈项、肩背疼痛不移，僵直，难于侧转，屈伸功能明显受限，常有强迫性斜颈位，或伴有头痛头沉、恶寒拘急、四肢欠温。

2. 气滞血瘀型

多因颈部反复疲劳形成慢性劳损，由气血凝滞、经络阻塞所致。症见：颈肩部、上肢疼痛，痛处固定，伴有肢体麻木。

3. 肝阳上亢型

多因长期过度紧张的工作和劳累，由肝肾阴虚、水不涵木、肝阳亢逆无所制、气火上扰所致。症见：肢体麻木，眩晕耳鸣，失眠梦多，夜寐不安。

4. 气血亏虚型

由素体气血不足或思虑、饮食损伤脾胃，生化不足所致。症见：肢体麻木，头晕目眩，心悸气短，四肢无力。

六、颈椎病常见治疗方法

主要有药物治疗、运动疗法、牵引治疗、手法按摩、推拿疗法、理疗、温热敷、手术治疗这几种。

七、检查

1. 视诊

观察颈椎生理曲度是否存在或变形等。

生理曲度视诊图谱如下：

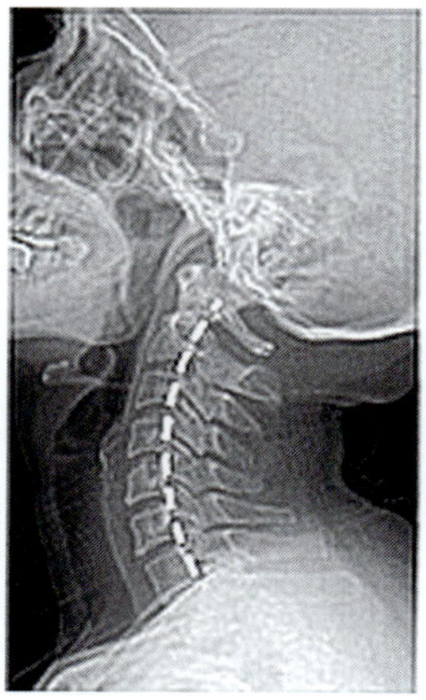

正常生理曲度

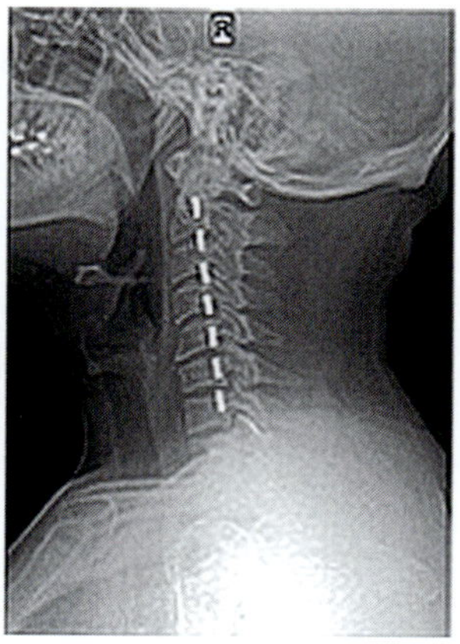

生理曲度变直

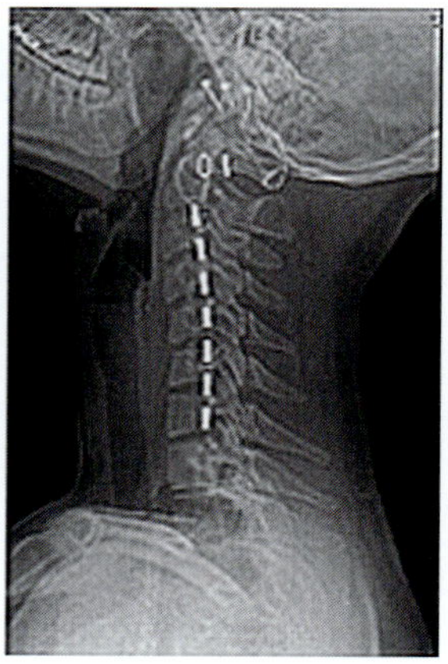

生理曲度反张（反向弯曲）

2. 颈椎活动度范围

（1）示范颈椎前屈后伸活动查体。

（2）示范颈椎侧屈活动查体。

（3）示范颈椎旋转活动查体。

正常颈椎活动范围如下所示：

前屈	35°～45°
后伸	35°～45°
左右侧屈	45°
左右旋转	60°～80°

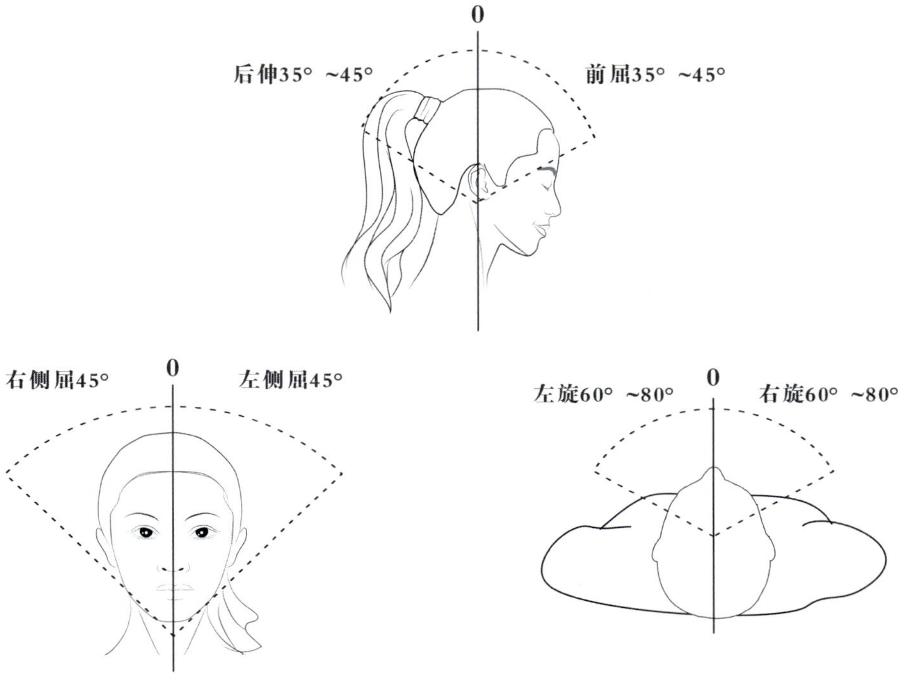

3. **肌力查体**

图示为主要肌力查体方法。受检者分别取仰卧位和俯卧位，检查者在其前额和头部后方施加阻力。

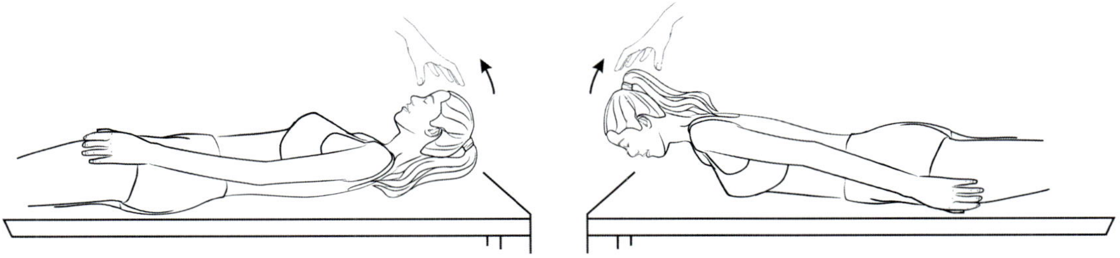

4. **体格检查**

（1）前屈旋颈试验：令患者颈部前屈，嘱其向左右旋转活动。如颈椎处出现疼痛，表明颈椎小关节有退行性变。

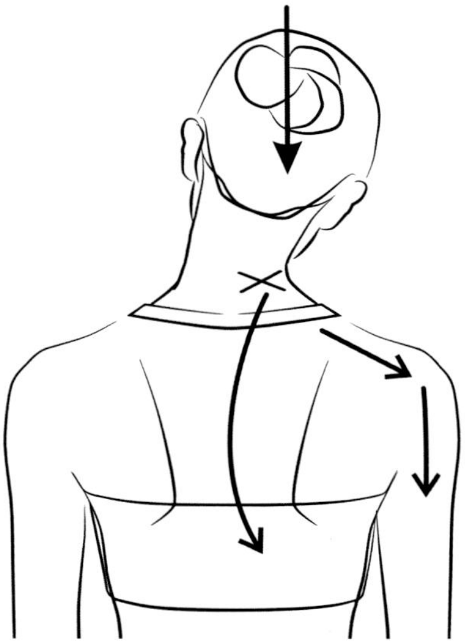

前屈旋颈试验

（2）椎间孔挤压试验（压顶试验）：令患者头偏向患侧，检查者左手掌放于患者头顶部，右手握拳轻叩左手背，若患者出现肢体放射性痛或麻木，表示力量向下传递到椎间孔变小，有根性损害；对根性疼痛厉害者，检查者双手重叠放于患者头顶，间下加压，即可诱发或加剧症状。当患者头部处于中立位或后伸位时，若出现加压试验阳性，称之为 Jackson 压头试验阳性。

（3）臂丛牵拉试验：患者低头，检查者一手扶患者头颈部，另一手握患肢腕部，做相反方向推拉，看患者是否感到放射痛或麻木，这称为 Eaten 试验。如牵拉同时再迫使患肢做内旋动作，则称为 Eaten 加强试验。

（4）上肢后伸试验：检查者一手置于患者健侧肩部起固定作用，另一手握于患者腕部，并使其逐渐向后、外呈伸展状，以增加对颈神经根牵拉。若患肢出现放射痛，表明颈神经根或臂丛有受压或损伤的情况。

5. **实验室检查**

（1）X 线检查。

正常 40 岁以上的男性以及 45 岁以上的女性约有 90% 的人存在颈椎椎体的骨刺，故有 X 线平片之改变，不一定有临床症状。现将与颈椎病有关的 X 线所见分述如下：

正位：观察有无寰枢关节脱位、齿状突骨折或缺失；第七颈椎横突有无过长，有无颈肋；钩椎关节及椎间隙有无增宽或变窄。

侧位：①曲度的改变，表现为颈椎发直、生理前突消失或反弯曲；②异常活动度，在颈椎过伸过屈侧位 X 线片中，可以见到椎间盘的弹性有改变；③骨赘，椎体前后接近椎间盘的部位均可产生骨赘及韧带钙化；④椎间隙变窄，椎间盘会因为髓核突出、椎间盘含水量减少发生纤维变性而变薄，表现在 X 线片上为椎间隙变窄；⑤半脱位及椎间孔变小，椎间盘变性以后，椎体间的稳定性低下，椎体往往发生半脱位，或者称之为滑椎；⑥项韧带钙化，是颈椎病的典型病变之一。

斜位：摄脊椎左右斜位片，主要用来观察椎间孔的大小以及钩椎关节骨质增生的情况。

（2）肌电图检查。

颈椎病及颈椎间盘突出症的肌电图检查都可提示神经根长期受压而发生变性，从而失去对所支配肌肉的抑制作用。

（3）CT（电子计算机断层扫描）检查。

CT 已用于诊断后纵韧带骨化、椎管狭窄、脊髓肿瘤等所致的椎管扩大或骨质破坏，测量骨质密度以估计骨质疏松的程度。此外，由于横断层图像可以清晰地见到硬膜鞘内外的软组织和蛛网膜下腔，故能正确地诊断椎间盘突出症、神经纤维瘤、脊髓或延髓的空洞症，对于颈椎病的诊断及鉴别诊断具有一定的价值。

第二节 三得技术颈椎病调理方案

一、三得技术对颈椎病的调理原理

本病的调理，针对由于外邪侵袭机体引起的经络瘀阻，治以舒筋活络为主，佐以祛风止痛。病在脏腑失调、气血亏虚，治以调气血，通经络，佐以强筋壮骨。三得技术首创的现代仿生电磁生物传导技术与中医经络理论的对接，开创了中医整体观与西医局部康复治疗相结合的崭新医学模式。在多种物理因子的作用下，局部机体和细胞组织产生强烈振荡，血液循环加速，达到舒经活血、调节机体状态、镇痛行痹、祛瘀消肿等目的。这种安全、舒适、高效的治疗能为广大颈椎病患者带来健康。

二、三得技术颈椎病调理的适宜证

颈型颈椎病、神经根型颈椎病、脊髓型颈椎病（脊髓损伤严重的除外）、椎动脉型颈椎病、交感神经型颈椎病、食管压迫型颈椎病（无法吞咽的除外）、颈椎急性损伤 24 小时后，均为三得技术颈椎病调理的适宜证。

三、调理疗程设定

（1）颈椎病专项调理：10 次为 1 疗程，前 3 次每天 1 次，最后 7 次隔天调理，病情轻微者 1 个疗程，病情严重者 3 个疗程。

（2）每治疗 1 个月做相关辅助检查（如 X 片），对比效果。

四、颈椎病调理流程

1. 第一步

选用电磁吸附罐调理，选择“罐疗”模式，常规剂量。部位：督脉（脊椎），大椎穴 C7、陶道穴 T1、身柱穴 T3、神道穴 T5、灵台穴 T6、至阳穴 T7。由上向下布罐进行治疗，如下图，能量传感到内膀胱经，时长为 5 分钟。

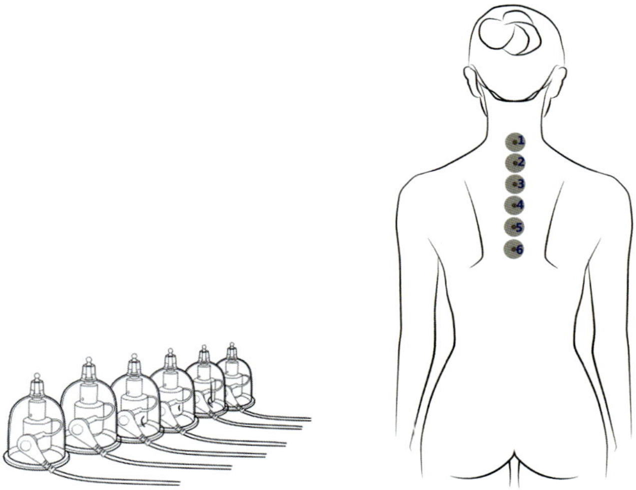

脊椎布罐

2. 第二步

选用电磁吸附罐调理，选择“罐疗”模式，常规剂量。部位：两侧斜方肌激痛点。由上至下每侧布罐 3 个进行治疗，如下图，以肌肉有颤动为宜，时长为 5 分钟。

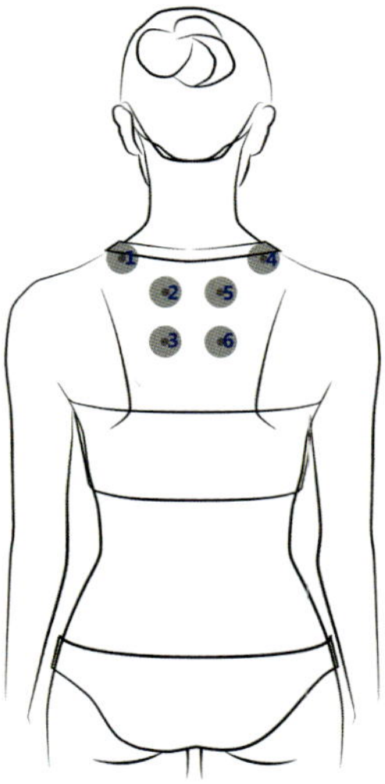

斜方肌、肩胛提肌、冈上肌布罐

3. 第三步

选用电磁吸附罐调理，选择“罐疗”模式，常规剂量。部位：背部天宗穴（肩胛冈中点与肩胛骨下角连线上 1/3 与下 2/3 交点凹陷中）或肩胛骨面。三角形布罐每边各 3 个罐，如下图，对称布罐，时长为 5 分钟。

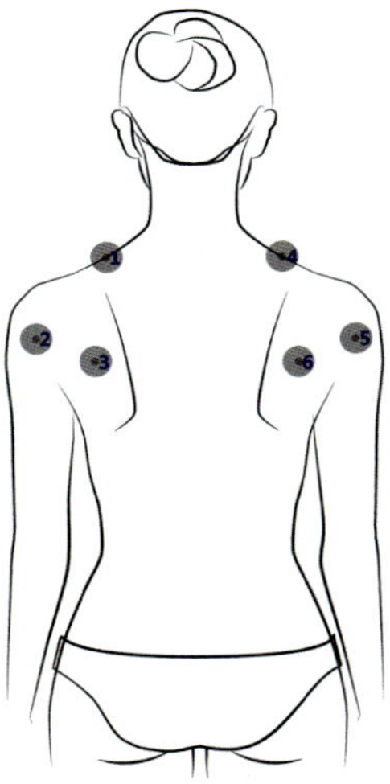

天宗穴布罐

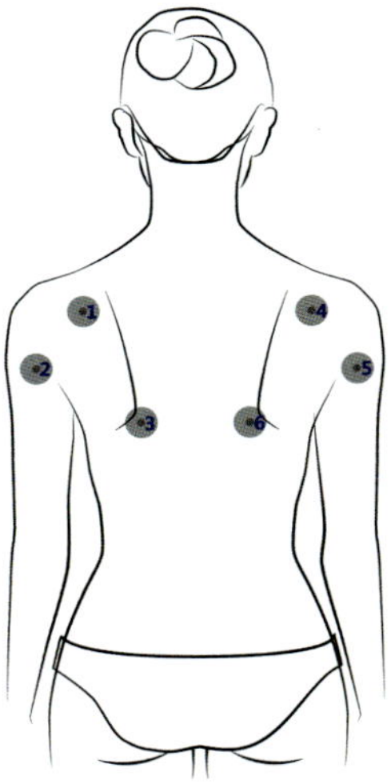

肩胛骨面布罐

五、颈椎病的生活预防

颈椎病的生活预防方法可以分为三个方面：①生活中避免长时间低头工作或使用手机，避免引起颈部肌肉疲劳，进而导致脊髓和神经的受压；②睡觉时避免使用过高的枕头，否则会使颈部处于仰伸或过屈的状态；③适当进行可使颈部仰伸侧屈的运动，如游蛙泳和放风筝等，可以明显缓解颈部的疲劳不适。

第六章 肩部疼痛调理指南

第一节 肩关节疼痛医学知识

一、肩关节疼痛基础知识

肩关节及其周围的肌肉筋骨疼痛称肩痛。肩后部疼痛住往连及胛背，称肩背痛；肩痛而影响上臂甚至手肘部位的，称肩臂痛。因其均以肩痛为主要临床表现，其他部位的疼痛是由肩痛而引起的，故可统称为肩痛。

二、肩关节疼痛的危害和常见的症状

肩关节疼痛的范围或局限于肩部，或影响肩后部而牵掣胛背，或在肩前部而影响上臂，往往项背或上臂有拘急感，经久不愈可造成肩关节活动障碍，严重影响日常工作和生活质量。常见一侧或双侧肩周围肌肉筋骨疼痛，出现不同程度的功能活动障碍。

三、肩关节疼痛的发病原因

肩关节内滑膜、纤维层及周围韧带因反复持久的无菌性炎症而造成肩关节周围组织粘连，导致肩关节部疼痛、活动障碍等表现的一种病症。

肩关节疼痛与外伤劳损、风寒湿邪，以及气血亏虚、内分泌紊乱有关。因关节囊及肌腱的粘连、先天性肌力降低、喙肱韧带挛缩等因素而导致肩关节功能受限。

四、肩关节疼痛的中医病因病机

本病内因是肝肾已亏、气滞血瘀、筋骨失去濡养，外因是劳伤经脉，气血闭阻瘀滞或外患风寒湿邪，客于经络、阻滞不通。

五、肩关节疼痛现代医学、传统医学的辨证分型

现代医学中的颈椎间盘突出症、项痹、风湿性关节炎、肩周炎、冠心病、肺癌等都可能引起肩关节疼痛。因此老年人发生肩痛，应及时到医院查清原因。

传统医学的分型则分为以下 5 种：

1. 风寒型

肩部疼痛，痛牵扯肩胛、背部、上臂、颈项，并有拘急感，天冷或受凉加重，得热减轻，肩部活动受限，压痛明显，舌淡，苔薄白，脉浮或紧或沉细。多由汗出当风、贪凉着寒、久受风寒所致。

2. 气血虚弱型

肩部疼痛，痛势不重，隐隐作痛，劳累后加重，休息减轻，身倦乏力，面白头晕，手足发冷，四肢麻木，心慌气短，舌淡，苔薄白，脉细无力。多由素体气血虚弱，或劳累过度、耗伤气血，或因失血过多等致气血不足，筋脉失养。

3. 气滞血瘀型

肩部疼痛，呈胀痛或刺痛，痛势剧烈，入夜更甚，甚至夜间难眠，痛处不移，拒按，多牵扯上肢、颈背部，情志刺激加重，肩部可有肿胀，舌质紫黯或有瘀斑瘀点，脉细涩。多由于情志不遂，气滞血瘀或外伤、劳损致肩部血瘀气滞，经脉瘀阻。

4. 肾虚型

肩部酸痛隐痛，举动无力，劳累加重，休息减轻，头晕目眩，腰膝酸软，五心烦热或面色㿠白，手足不温，舌淡，苔薄白，脉沉细无力。由肾气虚、精血亏损不能濡养筋脉所致。

5. 痰湿型

肩痛绵绵难愈，筋肉疼痛，有沉重感，痛处拒按，活动受限，阴雨天或遇冷疼痛加重，得热则舒，舌淡，苔白腻，脉细濡。由素体湿盛或湿邪入侵、聚湿成痰留滞肩部所致。

六、肩关节疼痛的医学调理方案

病变早期进行肩部理疗（针灸、推拿、敷药、热敷、物理治疗等），疼痛难忍可口服消炎止痛类药物。急性发病时可用三角巾悬吊患肢制动，但注意需在无痛情况下活动肩关节，防止炎性组织粘连。应避免可引起肩部撞击的动作，如提举重物等。肩关节活动范围受限者应注意肩关节功能练习，防止继发喙肱韧带挛缩，而导致冻结肩。

七、检查

1. 视诊

观察肩关节局部是否存在肌肉萎缩、肿胀等症状。

肌肉萎缩视诊图谱如下所示：

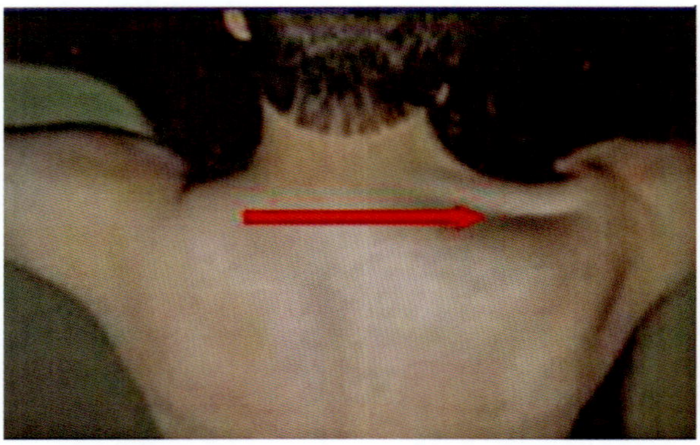

冈上肌萎缩

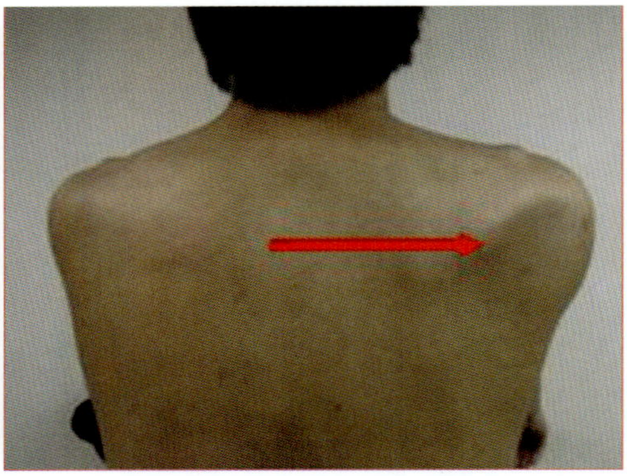

冈下肌萎缩

2. 肩关节活动度范围查体

（1）示范肩关节两上举查体。

（2）示范肩关节内外旋查体。

（3）示范肩关节前屈后伸查体。

（4）示范肩关节内收外展查体。

正常肩关节活动范围如下所示：

前屈—上举	180°	后伸	60°
外展—上举	180°	内收	50°
外旋（中立位）	45°	内旋（中立位）	70°
外旋（外展 90°）	90°	内旋（外展 90°）	70°
水平前屈	135°	水平后伸	50°

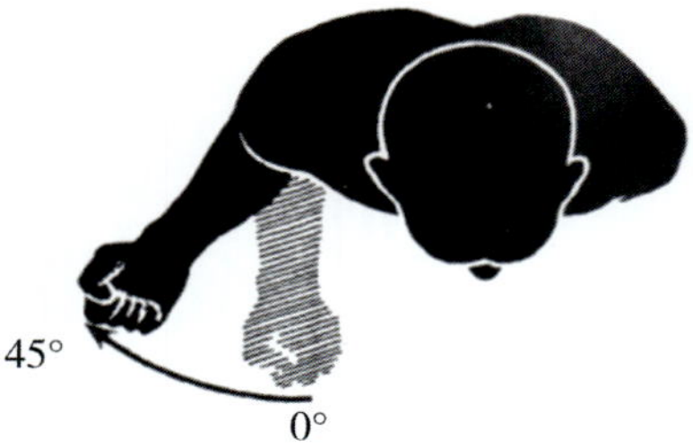

外旋（中立位）

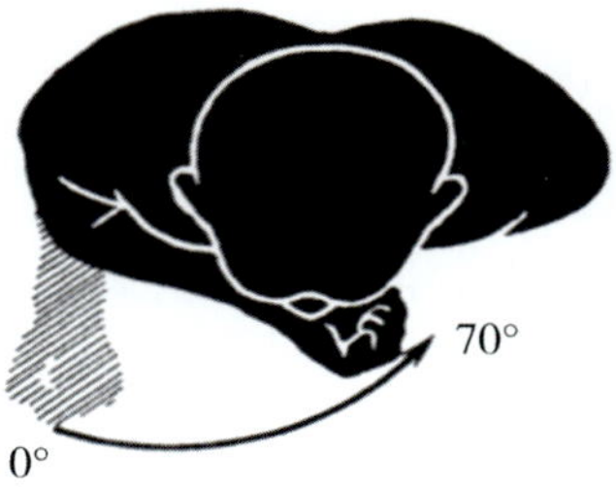

内旋（中立位）

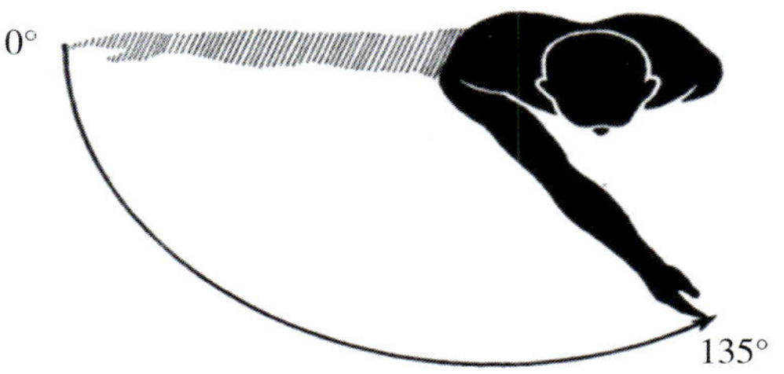

水平前屈

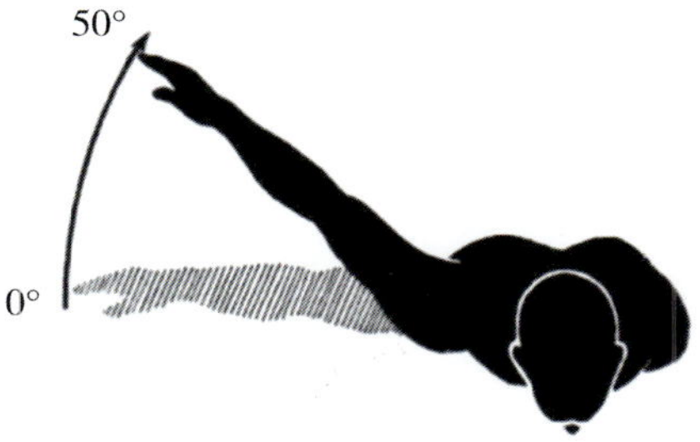

水平后伸

3. 肌力查体

图谱示例为主要肌力查体方法及范围。

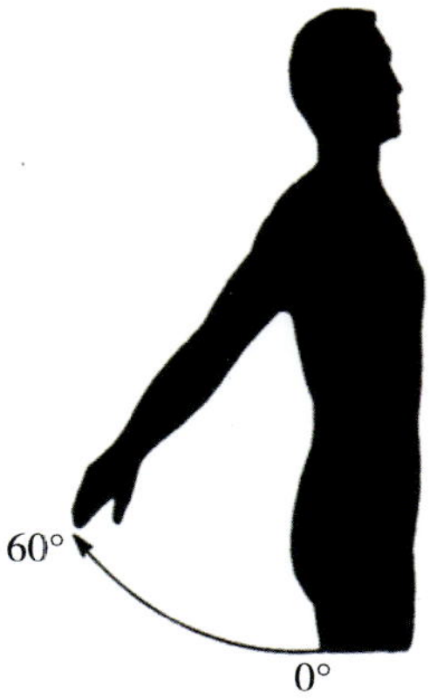

后伸

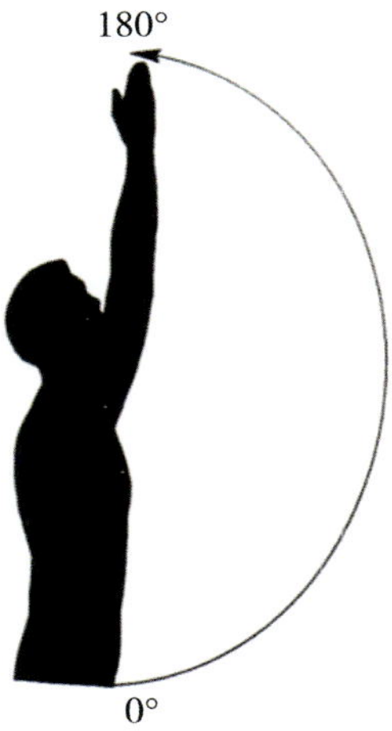

前屈上举

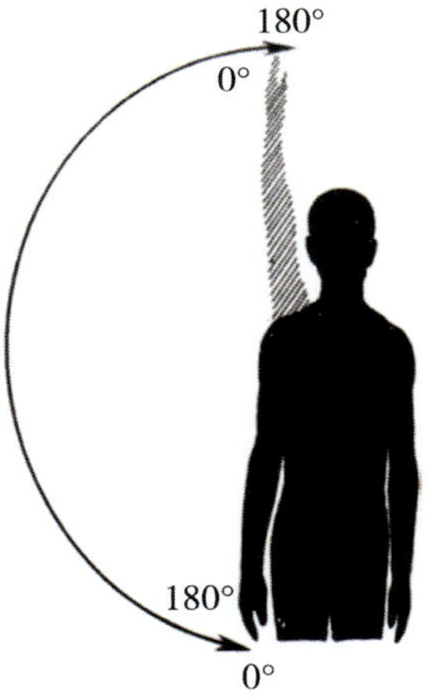

外展上举

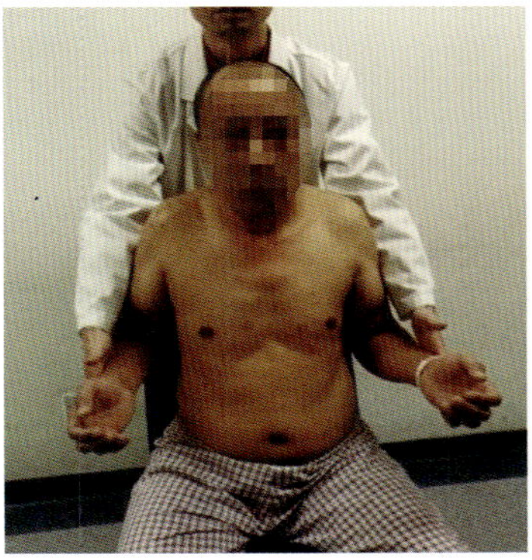

外旋抗阻试验

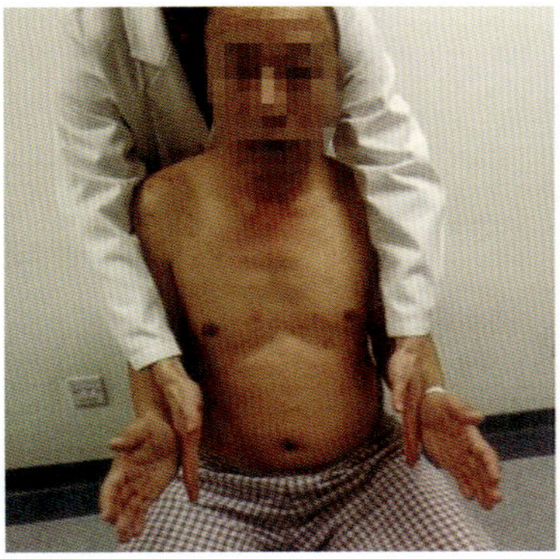

内旋抗阻试验

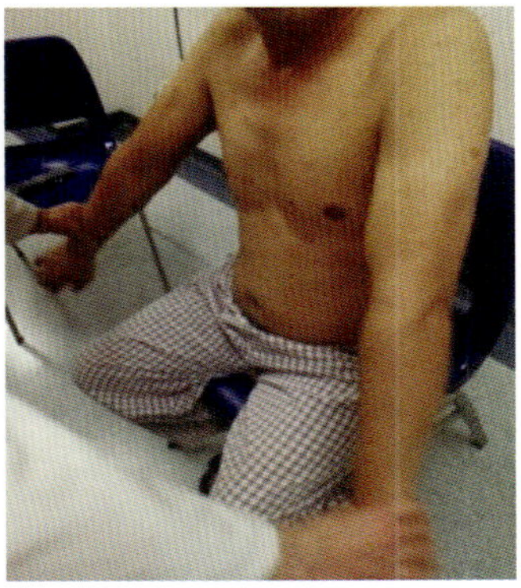

倒罐头试验

4. **体格检查**

（1）疼痛弧试验：患肩外展未到60°时疼痛较轻，被动外展至60°～120°范围时，疼痛较重，当上举超过120°时，疼痛又减轻，且可自动继续上举。因而60°～120°这个范围被称为“疼痛弧”，疼痛弧试验阳性，提示冈上肌肌腱炎。

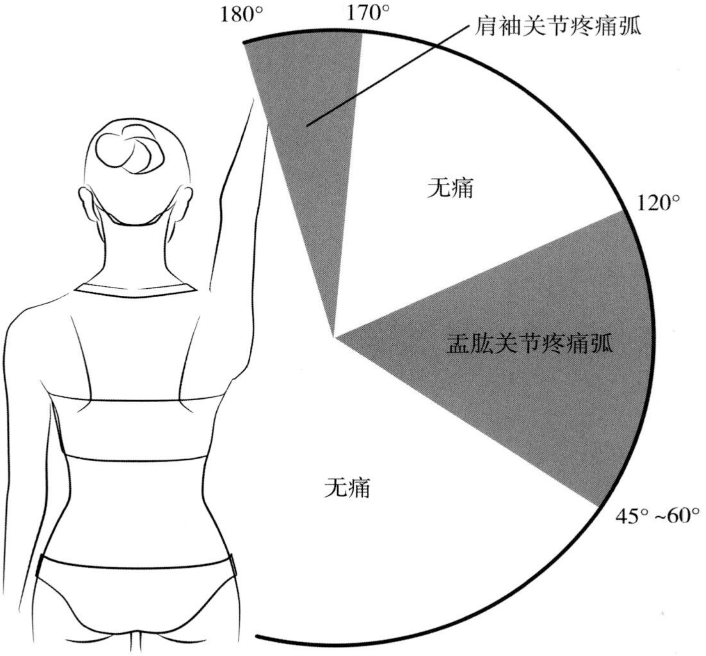

疼痛弧试验

（2）落臂试验：被动抬升患者的手臂外展到90°，然后让患者缓慢落下手臂，如果出现迅速下落或者疼痛，说明有阳性体征或者是肩袖损伤。

（3）倒罐头试验（Empty Can Test）：患者臂部外展90°，前屈30°，拇指向下，检查者用力向下按压上肢，患者抵抗，与对侧相比力量减弱，则提示肩袖病变或者冈上肌肌腱病变或者撕裂。

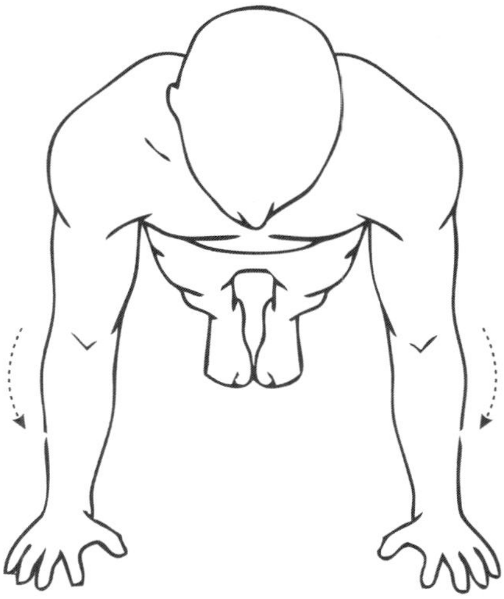

倒罐头试验

（4）肩撞击试验：检查者立于患者背后，一手固定患者肩胛骨，另一手保持肩关节内旋位，使患肢拇指尖向下，然后使患肩前屈过顶，如果诱发疼痛，即为阳性。这是诊断肩峰下撞击综合征的特殊检查手段。

（5）Neer 撞击试验：检查者用手向下压迫患者患侧肩胛骨，并使患臂上举，如因肱骨大结节与肩峰撞击而出现疼痛，即为阳性。这是诊断肩峰下撞击综合征的特殊检查手段。

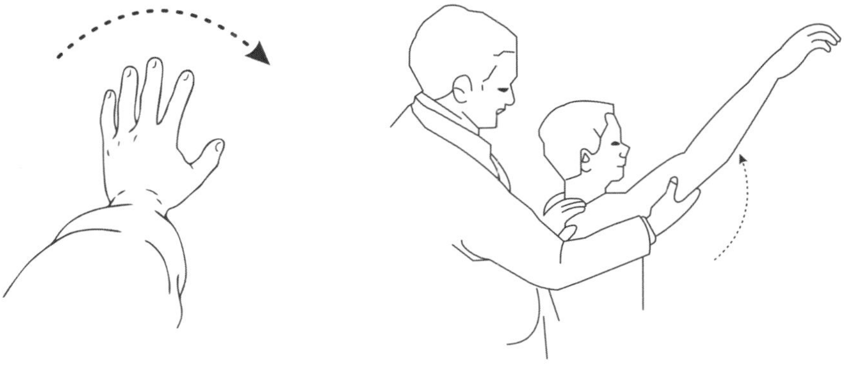

Neer 撞击试验

（6）肱二头肌抗阻力试验（Yergason 试验）：检查时嘱患者屈肘 90°，检查者一手扶住患者肘部，一手扶住腕部，嘱患者用力屈肘、外展、外旋，检查者给予阻力，如出现肱二头肌肌腱滑出，或结节间沟处产生疼痛为阳性，前者为肱二头肌长头腱滑脱，后者为肱二头肌长头肌腱炎。

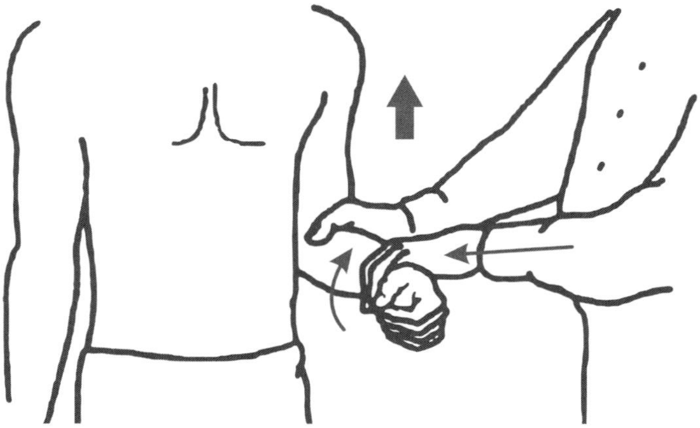

肱二头肌抗阻力试验

（7） Apley 摸背试验：患者用手从同侧肩上方向后摸对侧肩上方，向后摸对侧肩胛骨上缘，或用手从同侧肩下方向下摸对侧肩胛骨下缘，判定肩关节内旋和外旋功能。

（8） 坠落试验：患者取坐位，肩关节在肩胛骨平面外展 90°，屈肘 90°，检查者使其肩关节达到最大程度的外旋，然后放松，嘱患者自行保持该位置。若患者无力保持最大外旋，手从上方坠落，至肩内旋，则为阳性，提示冈下肌、小圆肌损伤。

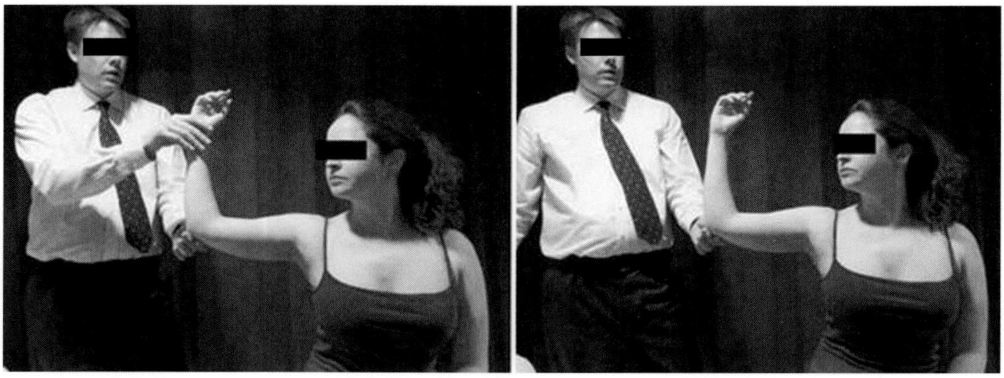

坠落试验

（9） 内旋减弱征：患者将手置于下背部，屈肘约 90°，手心向后。检查者将患者的手和前臂向后拉离背部至最大肩内旋度数，然后放松，嘱患者自行保持该位置。患肩无力保持则为阳性，提示肩胛下肌损伤。

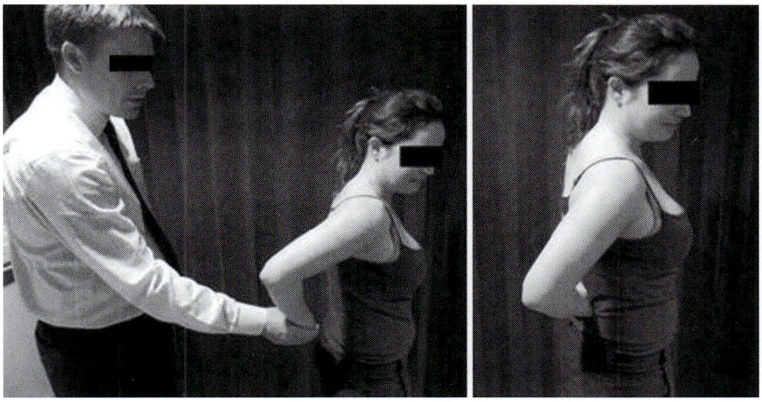

内旋减弱征

5. 实验室检查

（1）X 线检查。

肩周炎早期的特征性改变主要是显示肩峰下脂肪线模糊变形乃至消失。肩峰下脂肪线是指三角肌下筋膜上的一薄层脂肪组织在 X 线片上的线状投影。当肩关节过度内旋时，该脂肪组织恰好处于切线位，而显示线状。肩周炎早期，当肩部软组织充血水肿时，X 线片上软组织对比度下降，肩峰下脂肪线就会模糊变形乃至消失。

肩周炎中晚期，肩部软组织钙化，X 线片可见关节囊、滑液囊、冈上肌肌腱、肱二头肌长头腱等处有密度淡而不均的钙化斑影。在病程晚期，X 线片可见钙化影致密、锐利，部分病例可见大结节骨质增生和骨赘形成等。此外，在肩锁关节可见骨质疏松、关节端增生或形成骨赘或关节间隙变窄等。

（2）MRI（磁共振成像）检查。

肩关节 MRI 检查可以确定肩关节周围组织结构是否正常，是否存在炎症，可以作为确定病变部位和鉴别诊断的有效方法。

第二节 三得技术肩关节疼痛调理方案

一、三得技术对肩关节疼痛的调理原理

本病发病主要是由外伤、外感风寒湿邪，以及气血亏虚、内分泌紊乱导致的。治疗上以补益气血、温经通络、活血化瘀为主，佐以健脾化湿止痛。三得技术首创的仿生电磁生物传导技术将传统中医医技进行创新、突破，实现功效倍增，形成了可精确复制、精准量化的创新中医医技，以“高效、安全、舒适”的调理治疗原则作用于患处，促进患处组织代谢加快，改善局部微循环，加速炎性因子的吸收和致痛物质排出，达到“消肿、消炎、镇痛、镇静”的调理治疗目的。

二、三得技术肩关节疼痛调理的适宜证

肩袖损伤、肩峰撞击症、肩周炎、颈肩综合征、急慢性肩部损伤疾病，均为三得技术肩关节疼痛调理适宜证。

三、调理疗程设定

（1）10 次调理为 1 疗程，前 3 次每天 1 次，最后 7 次隔天调理，病情轻微者 1 个疗程，病情严重者 3 个疗程。

（2）半个疗程进行一次疼痛指数对比，必要时需辅助相关检查。

四、肩关节疼痛调理流程

1. 第一步

选用电磁能吸附罐调理，选择“罐疗”模式，常规剂量。部位：肩胛骨。如下图，对称布罐，时长为 5 分钟。

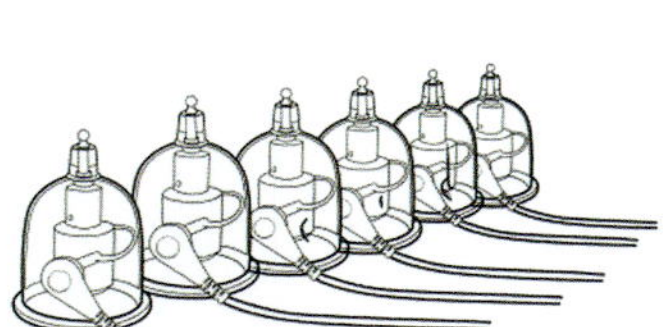

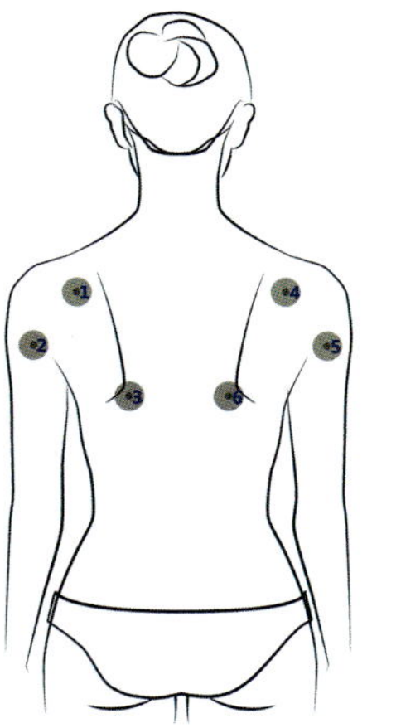

肩胛骨布罐

2. **第二步**

选用电磁能吸附罐调理，选择“罐疗”模式，常规剂量。部位：肩井穴（前直乳中，大椎穴与肩峰端连线的中点上）、肩髎穴（当臂外展时，于肩峰后下方呈现凹陷处）、天宗穴（肩胛冈中点与肩胛骨下角连线上 1/3 与下 2/3 交点凹陷中）。如下图，对称布罐，时长为 5 分钟。

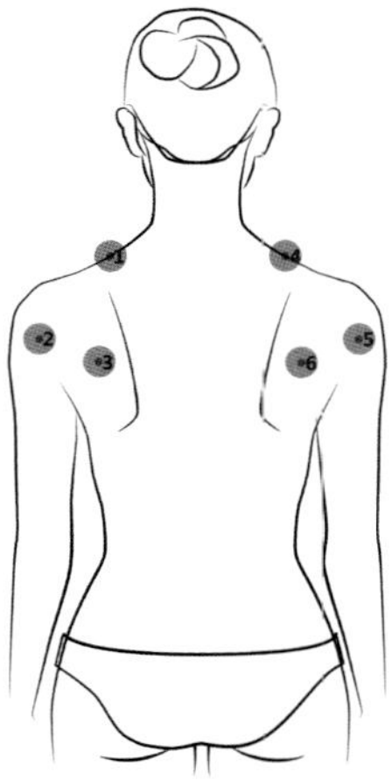

肩胛骨（肩井、肩髎、天宗穴）布罐

3. **第三步**

选用电磁能吸附罐调理，选择“罐疗”模式，常规剂量。部位：肩关节相关疼痛点，如下图，采取围绕布罐的方式，时长为 5 分钟。

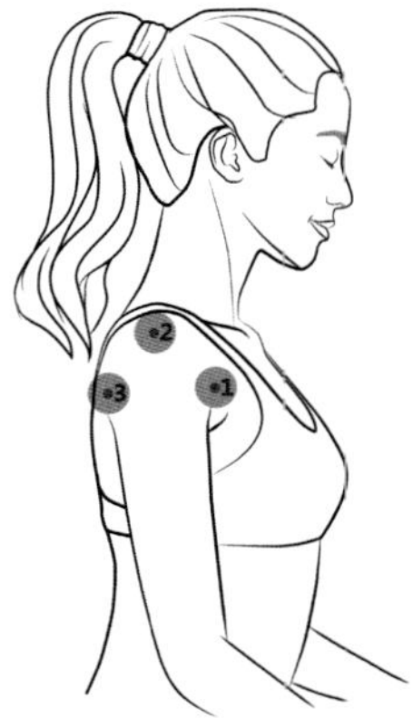

肩关节布罐

五、肩关节疼痛的生活预防

预防肩关节疼痛，生活中应加强锻炼，注意保暖，劳逸结合，保持正常心态。若关节受伤应预防感染，提高免疫力，注意饮食，避免诱因。

第七章

腰部疼痛调理指南

第一节 腰痛医学知识

一、腰痛基础知识

腰痛是常见疾患之一，引起腰痛的原因有很多。除运动系统疾病与外伤以外，其他器官的疾病也可引起腰痛，如泌尿系统炎症或结石、肾小球肾炎、妇科疾病、妊娠、腰部神经根炎和某些腹部疾病。

二、腰痛的危害和常见的症状

临床以腰部一侧或两侧发生疼痛为主要症状。腰痛常可放射到腿部，常伴有外感或内伤症状。它会对患者的生活和工作造成较大的影响，引起腰痛的原因是比较复杂的，所以如出现持续且不明原因的腰痛，不要掉以轻心，应尽快到医院确诊，避免某些严重疾病的发展。

三、腰痛的发病原因

引起腰痛的原因很多，腰背部是人体用力最多的部位，为人体提供支持并保护脊柱，对于因工作需久坐或久站的人来说，长时间维持一个体位或姿势，骨筋膜间隔内压升高，会导致腰背筋膜下间隙消失，肌肉血流量下降，疏松脂肪组织变性。这种损伤使患者无论是多走、多坐还是多卧，都会腰痛，即长时间保持一种姿势便容易产生腰痛。

四、腰痛的中医病因病机

腰痛多由肾阳不足，寒凝带脉，或肝经湿热，侵及带脉，经行之际，阳虚气弱，以致带脉气结不通而出现疼痛；或冲任气血充盛，以致带脉壅滞，湿热滞留而疼痛。

五、腰痛现代医学、传统医学的辨证分型

1. 腰痛现代医学分型

（1）炎症型疾病。

包括泌尿系统感染、生殖系统感染。这类疾病，积极通过消炎治疗即可痊愈。

（2）物理机械性损伤。

这类疾病包括常见的腰肌劳损、急慢性腰扭伤、风湿类疾病、肾虚、椎间盘突出、腰椎骨质增生等。

2. 腰痛传统医学分型

（1）急性闪挫，气血瘀滞型。

这类腰痛常因外力的击扑闪挫、跌打损伤引起。外伤导致经络损伤、气滞血瘀，从而产生疼痛如锥，痛有定处。气血阻于腰间，不能输送至下肢，而见下肢麻痛相间，日久筋失所养，见肢软无力，肉萎不红等症状，多常见痛。

（2）外感风寒湿邪，经络痹塞型。

这类腰痛是由风寒湿邪客于膀胱经及督脉后，造成气血凝滞，脉络不通所致。患者可因不同的诱发因素表现为腰膝冷痛、下肢重着、走路发生串麻痛等多种症状。

（3）久病劳损，肾虚型。

这类腰痛患者多年龄较大、病程较久、体质较差。中医学认为，“腰者肾之府”，“腰痛证凡悠悠戚戚，屡发不已者，肾之虚也”。这种腰痛常由七情内伤、房事不节，或年老体衰、肾气亏损不运行、筋脉失养所致。

六、腰痛的医学治疗方案

一般有保守、介入、手术等治疗方法。建议首先保守治疗，能保守治疗尽量不手术，手术是最后的治疗方法。一般保守治疗建议采取按摩、牵引、针灸、冷敷、热敷、理疗、服中药、戴腰封、练功等方法。必要时再行介入、手术治疗。

七、检查

1. 视诊

观察腰椎局部是否有生理曲度变形、肌肉萎缩、肿胀等表现。

腰椎生理曲度视诊图谱如下所示：

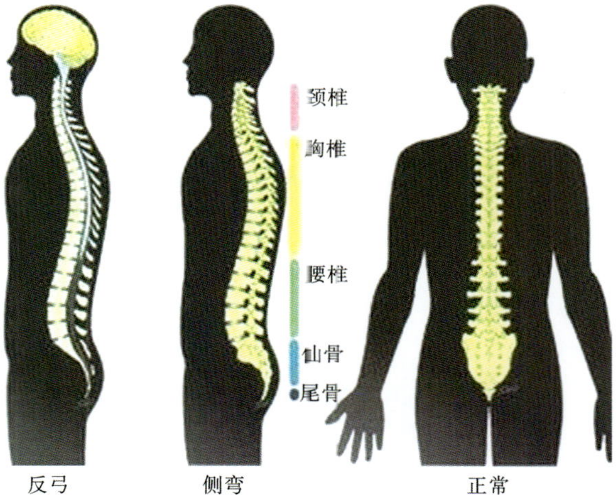

2．腰椎活动度范围查体

（1）示范腰椎前屈后伸活动查体。

（2）示范腰椎侧屈活动查体。

（3）示范腰椎旋转活动查体。

正常腰椎活动范围如下所示：

前屈（直立位）	75°～90°
后伸（直立位）	30°
侧屈（直立位）	30°
旋转（直立位）	90°

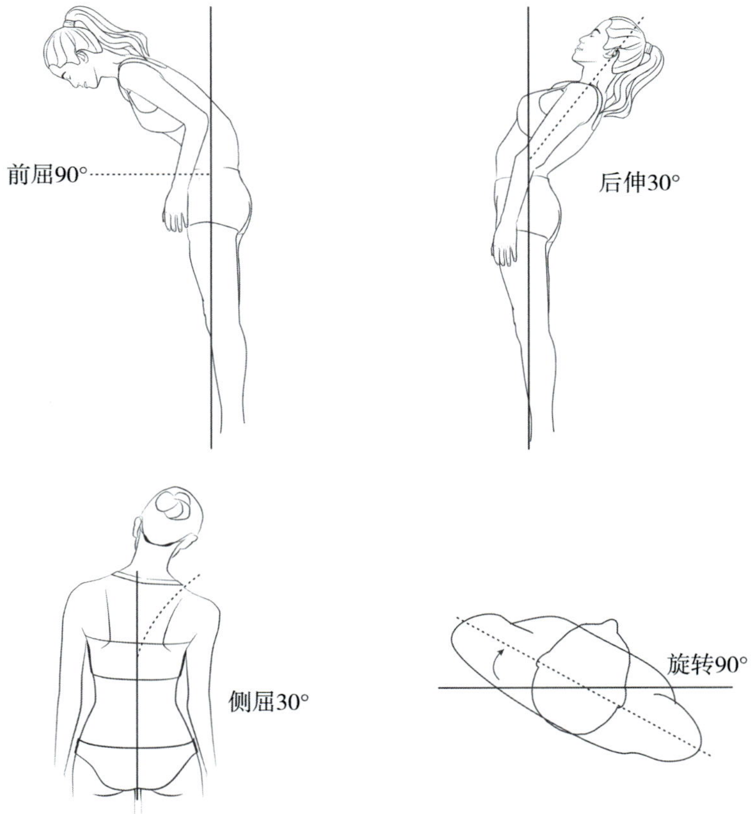

3．体格检查

（1）屈颈试验：患者仰卧，检查者一手按其枕后，屈其颈部，若患者出现腰部及患肢后侧放射性疼痛则为阳性，提示坐骨神经受压。

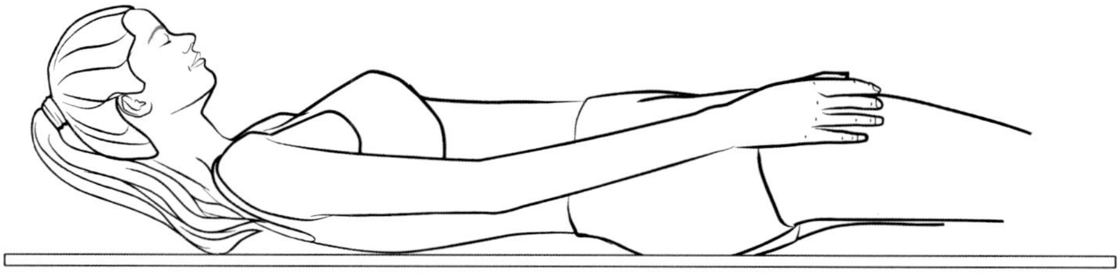

屈颈试验

（2）Arid 试验：患者坐于床边，双小腿下垂，分别抬高小腿，观察出现疼痛和麻木时小腿高度和膝关节屈曲角度，提示可能有高位间盘；屈膝并过伸髋关节，疼痛加重提示高位间盘病变。

（3）反 Lasegue Sign 试验：患者仰卧，被动屈曲膝关节（股神经受牵拉）会出现疼痛，提示可能有高位间盘；屈膝并过伸髋关节，疼痛加重提示高位间盘病变。

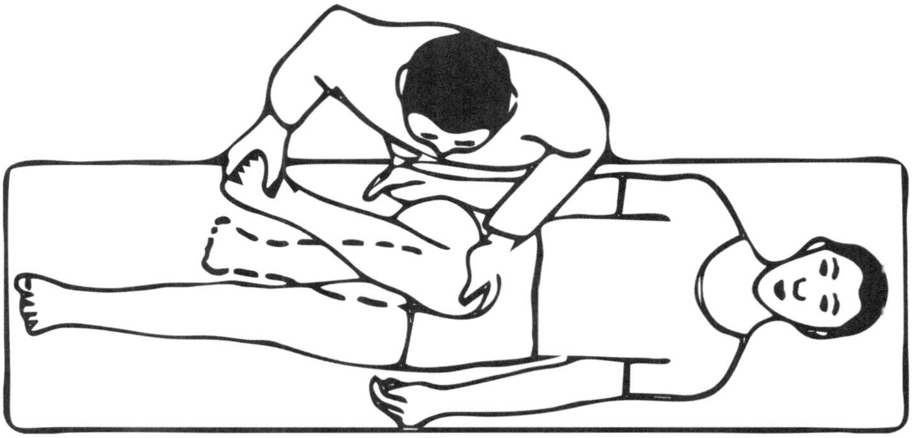

反 Lasegue Sign 试验

（4）鞠躬试验（Neri 试验）：患者站立，做鞠躬动作出现患肢后侧的放射性疼痛即为阳性，提示坐骨神经受压。

（5）直腿抬高试验：检查时嘱病人仰卧，两下肢伸直，医师一手置于其膝关节上，使下肢保持伸直，另一手将下肢抬起。正常人可抬高 70°以上，如抬高不到 30°即出现由上而下的放射性疼痛，为直腿抬高试验阳性。见于坐骨神经痛、腰椎间盘突出或腰骶神经根炎等。

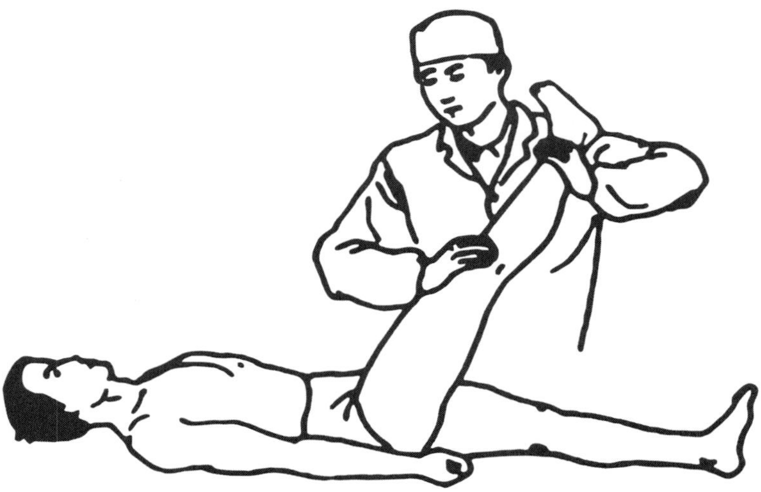

直腿抬高试验

（6）直腿抬高加强试验：为增加坐骨神经牵拉强度可被动使踝关节背屈，如有椎间盘突出症时，坐骨神经的串痛将明显加剧。

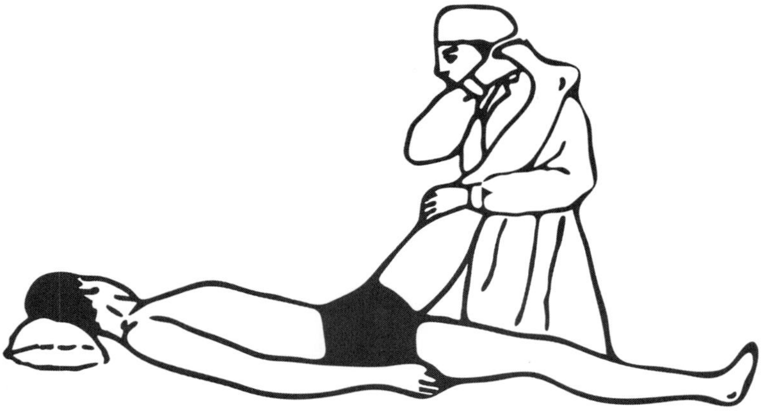

直腿抬高加强试验

（7）腘窝神经压迫实验法：患者端坐床上，双下肢垂悬床边，检查者一手握住患者小腿，另一手中指置于腘窝中点，拇指压于胫骨结节处。当膝关节伸直时，中指用力深压腘窝神经，患者出现腘窝神经麻胀感，为阳性，此多见于腰椎间盘突出症。

（8）坐立试验：患者坐时不痛，站立时痛，则病变在骨盆。

（9）托马斯征（Thomas Sign）：患者仰卧，大腿伸直，则腰部前凸；屈曲健侧髋、膝关节，迫使脊柱代偿性前凸消失，则患侧大腿被迫抬起，不能接触床面，即为阳性。常见于腰椎、骶髂关节及髋关节内有病变，或内收肌痉挛。

（10）“4”字试验：患者仰卧，患肢屈髋屈膝，并外展外旋，将外踝于对侧大腿上，两腿交叉呈“4”字形状，检查者一手固定患者骨盆，一手于膝内侧向下压，若骶髂关节部位疼痛则为阳性。此试验可提示骶髂关节病变，如劳损、类风湿性关节炎、结核致密性骨炎等。

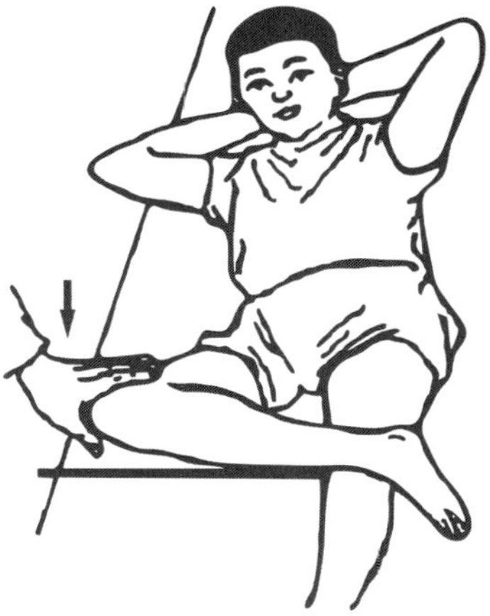

“4”字试验

（11）床边试验：患者仰卧，屈健侧髋、膝关节，让患者抱住，患侧大腿垂于床沿外。检查者一手按健膝，一手压患膝，患者出现骶髂关节疼痛为阳性，说明骶髂关节有病变。

（12）伸髋试验：患者俯卧，检查者一手压住患侧骶部，另一手握住患侧踝部将患侧膝关节屈90°后向上提起，使髋关节过伸，此时必扭动骶髂关节，如出现疼痛为阳性，提示骶髂关节有病变。

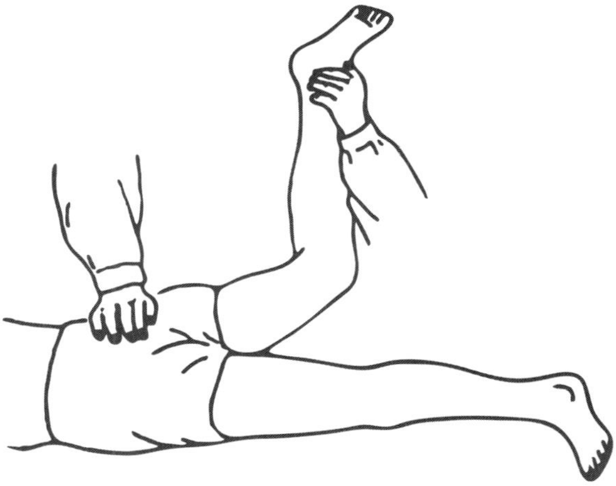

伸髋试验

（13）单足独立试验：患者背向检查者，健侧屈髋屈膝上提，用患肢站立，如健侧骨盆及臀褶下降即为阳性。多见臀中、小肌麻痹，髋关节脱位及陈旧性股骨颈骨折或发育性髋关节脱位。

（14）Allis 征：患者仰卧，屈髋屈膝，两足平行置于床面，比较两膝高度。不等高为阳性，提示较低一侧股骨或胫骨短缩，或髋关节后脱位。

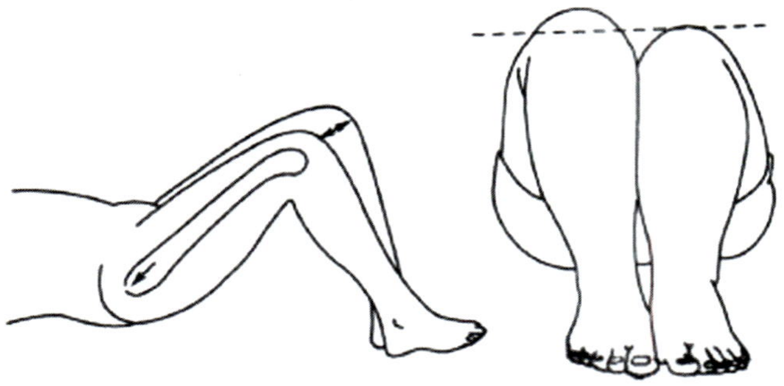

Allis 征

（15）望远镜试验：患者仰卧，检查者一手握膝，一手固定骨盆，上下推动股骨干，若觉察有抽动或响声即为阳性，提示小儿先天性髋关节脱位。

（16）摇动腰部法：患者仰卧，双下肢屈髋屈膝，双手抱住。检查者将屈曲的下肢抵于其腹部，并用力作屈曲，左右摇摆活动，出现腰部痛时，则病变在腰骶部。

4. 实验室检查

（1）X 线检查。

侧位片：观察腰椎生理曲度、椎体楔变角度、腰椎管狭窄的测量、骨盆位置，以及髋关节是否脱位，股骨头是否骨折。

前后位片：提供对脊柱整体的了解，观察腰骶椎有无骨性畸形（如骶椎腰化或腰椎骶化）、炎症、肿瘤等，以及骨盆横径，耻骨联合至台面的距离。

（2）CT 检查。

CT 检查提供了直接、详细的影像，对脊柱外伤、各种原因的椎管狭窄、腰椎间盘退行性病变和腰椎间盘突出、原发性或继发性脊椎骨肿瘤和椎旁肿瘤、椎管内占位病变、脊柱感染性疾病、脊柱结核、化脓性脊柱炎、先天性畸形和发育异常、脊柱退行性病变等检查更精准。对于先天性复杂或易忽略髋脱位、Legg-Calve-Perthes 病和髋发育不良的髋臼的形状、髋臼缺陷的程度、股骨头覆盖率、髂骨的厚度、髋脱位的方向，可进行快速、精确的描述，定量测量髋臼、股骨的扭转角度。

（3）MRI 检查。

对诊断腰椎间盘突出最为敏感，对炎症、肿瘤等其他病变提供临床诊断依据。

第二节 三得技术腰痛调理方案

一、三得技术对腰痛的调理原理

本病从调理原则的角度来讲，以活血化瘀、温经活络为主；对于因扭伤、久坐、寒冷等原因导致血液循环不畅、瘀血、水肿等引起的腰痛，三得技术首创的仿生电磁生物传导技术的“共振”可以改善微循环和组织代谢，促进血脉通畅从而达到止痛效果。对于因腰部炎症、腰椎退行性改变引起的腰痛，三得技术的仿生低频能量可以提高致痛物质水解酶的活性，使缓激肽、组胺、5－羟色胺等致痛物质水解或转化，达到止痛的作用。对于肾虚腰痛、牵扯性腰痛等，三得技术的仿生电磁能作用于人体，通过经络穴位增强生物电磁能，可推动经气的运行，疏通经络，达到通经止痛的效果。

二、三得技术腰痛调理的适宜证

物理机械性损伤：这类疾病包括我们常见的腰肌劳损、急慢性腰扭伤、风湿、类风湿、肾虚、腰椎间盘突出、腰椎骨质增生等。这些疾病可引起腰部肌肉缺血、缺钙、受凉或腰肌韧带纤维过度拉伸，或者椎间盘突出、骨质增生，引发腰部神经压迫，从而导致腰部肌肉无力和疼痛。

三、调理疗程设定

（1）10 次调理为 1 疗程，前 3 次每天 1 次，最后 7 次隔天调理，病情轻微者 1 个疗程，病情严重者 3 个疗程。

（2）半个疗程进行一次疼痛指数对比，必要时需辅助相关检查。

四、腰痛调理流程

1. 第一步

选用电磁能吸附罐调理，选择“罐疗”模式，常规剂量。部位：督脉上的筋缩穴 T9、脊中穴 T11、命门穴 L2、腰阳关 L4、八髎穴（骶后孔中）。如下图，由上向下布罐 6 个，时长为 5 分钟。

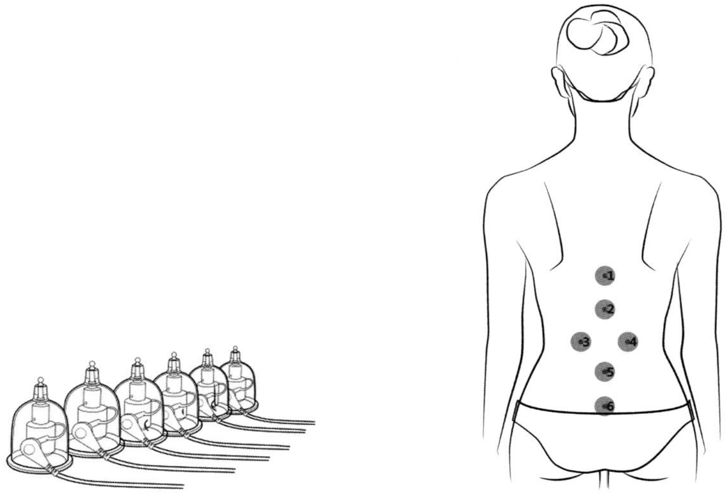

背部（筋缩、脊中、命门、腰阳关、八髎穴）布罐

2. **第二步**

选用电磁能吸附罐调理，选择“罐疗”模式，常规剂量。部位：膀胱经，两侧肝俞（T9 棘突下，旁开 1.5 寸）或脾俞（T11 棘突下，旁开 1.5 寸）、肾俞（L2 棘突下，旁开 1.5 寸处）、大肠俞（L4 棘突下，旁开 1.5 寸处）。如下图，由上向下，对称布罐，时长为 5 分钟。

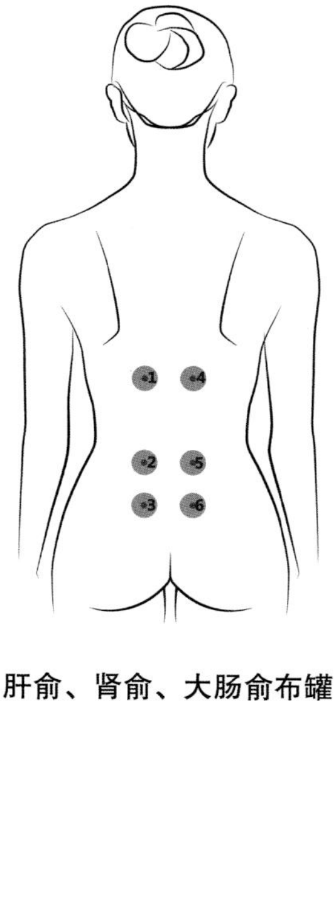

肝俞、肾俞、大肠俞布罐

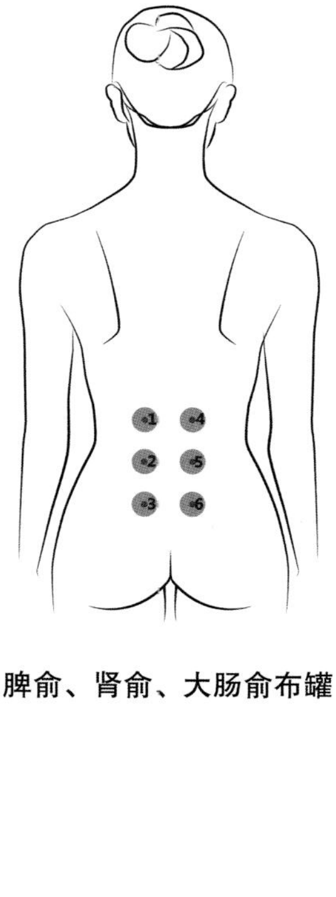

脾俞、肾俞、大肠俞布罐

3. **第三步**

选用电磁能吸附罐调理，选择“罐疗”模式，常规剂量。部位：下髎穴（当中髎下内方，适对第3骶后孔）、环跳穴（股骨大转子最凸点与骶管裂孔连线的外1/3与中1/3交点处）、承扶穴（臀部横纹线的中央下方）。如下图，对称布罐，时长为5分钟。

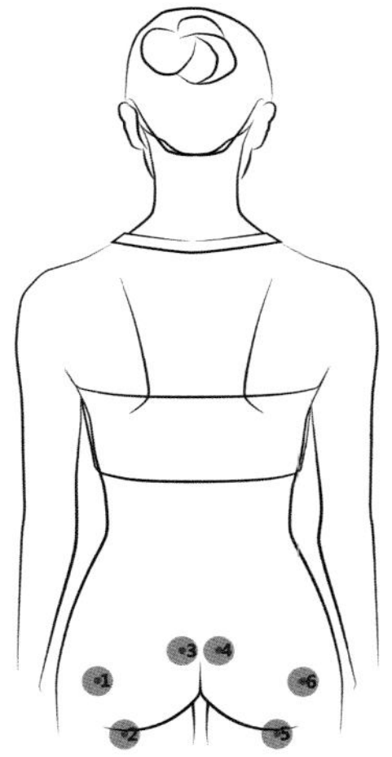

臀部（下髎、环跳、承扶穴）布罐

4. **第四步**

选用电磁能吸附罐调理，选择“罐疗”模式，常规剂量。部位：下肢膀胱经，殷门穴（股后区臀沟下6寸，股二头肌与半腱肌之间）、委中穴（腘横纹中点，股二头肌腱与半腱肌肌腱的中间）、承山穴（当伸直小腿或足跟上提时，腓肠肌肌腹下出现的尖角凹陷处）。如下图，由上向下，对称布罐，时长为5分钟。

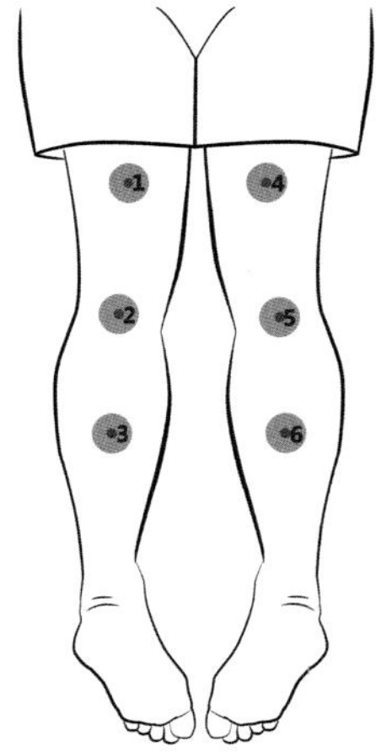

下肢膀胱经（殷门、委中、承山穴）布罐

五、腰痛的生活预防

（1）保持良好的生活习惯，防止腰腿受凉及过度劳累。

（2）站或坐姿势要正确。脊柱不正，会造成椎间盘受力不均匀，这也是造成椎间盘突出的隐伏根源。正确的姿势应该是“站如松，坐如钟”，胸部挺起，腰部平直。同一姿势不应保持太久，适当进行原地活动或腰背部活动，可以解除腰背肌肉疲劳。

（3）锻炼时压腿弯腰的幅度不要太大，否则不但达不到预期效果，还会造成椎间盘突出。

（4）提重物时不要弯腰，应该先蹲下拿到重物，然后慢慢起身，尽量做到不弯腰。从生物力学的角度上看，L4/L5 及 L5/S1 椎间盘所承受的压力最大，其活动度也最大，而位于这两个节段的后纵韧带却相对较窄（只有上部宽度的 1/2），因而 L4/L5 及 L5/S1 椎间盘是最容易受损的部位，临床上也是以 L4/L5 及 L5/S1 椎间盘突出最为常见。

（5）饮食均衡，蛋白质、维生素含量宜高，脂肪、胆固醇宜低，防止肥胖，戒烟控酒。

（6）工作中注意劳逸结合，姿势正确，不宜久坐久站，剧烈体力活动前先做准备活动。

（7）卧床休息宜选用硬度合适的床垫，保持脊柱生理弯曲。

（8）避寒保暖。

（9）腰椎间盘突出是运动系统疾病，预防原则要求减少运动，放松休息。

（10）平时应加强腰背肌锻炼。

第八章

膝关节疼痛调理指南

第一节 膝关节疼痛医学知识

一、膝关节疼痛基础知识

膝关节疼痛的原因包括运动损伤和自身关节炎，可由膝关节或膝周围组织疾患引起。

二、膝关节疼痛的危害和常见的症状

由于外因或内因所致膝关节的疼痛，疼痛的范围或局限于膝关节，或影响下肢，经久不愈往往可造成膝关节活动障碍，严重影响日常工作和生活。常见一侧或双侧膝关节不同程度的功能活动障碍，走路跛行，关节有肿胀和滑落感，畸形并伴有内侧疼痛、僵硬等。

三、膝关节疼痛的发病原因

膝关节疼痛，除关节本身的老化所致外，与血液循环差、过度劳累、天气变化等原因有关。尤其是在秋天，冷暖交替之际，低温或巨大的温差会导致肌肉和血管收缩，引起关节疼痛。疼痛的发生与体质、气候、生活环境等都有密切关系。

四、膝关节疼痛的中医病因病机

膝关节疼痛是由于正气不足，腠理不密，卫外不固，风寒湿热之邪侵袭肢体经络，引起气血运行不畅，或痰浊瘀血，阻于经隧，深入关节筋脉，皆可发病。风寒湿热之邪痹阻经络，若迁延日久，势必影响气血津液的运行输布，血滞为瘀，津停成痰，痰浊瘀血阻痹经络，将会出现皮肤瘀斑、关节周围结节屈伸不利，或疼痛游走不定等症状。痰瘀交结与外邪相合深入骨骱，将会出现关节肿大、强硬、变形及功能障碍等。

五、膝关节疼痛现代医学、传统医学的辨证分型

1. 现代医学常见的导致膝关节疼痛的疾病

膝盖损伤、膝关节结核、骨髓炎、急性化脓性膝关节炎、骨肿瘤、风湿性关节炎、胫骨结节骨骺炎、膝关节滑膜炎。

2. 传统医学分型

以气滞血瘀、风寒湿痹、风湿热痹、痰瘀痹阻、久痹正虚五型多见：

（1）气滞血瘀型：由外伤引起离经之血阻滞经脉，以致气机不畅，瘀血内停，不通则痛。痛有定处，按之则痛甚。

（2）风寒湿痹型：风寒湿邪侵袭人体，留滞经络，气血运行不畅，不通则痛　风湿相搏，经络失和，风邪束表，营卫失和，故疼痛游走不定。

（3）风湿热痹型：郁而化热，壅滞经络，流注肢节，气血郁滞不通，则关节疼痛。

（4）痰瘀痹阻型：痹病日久，邪痹经络，气血津液运行不畅，致痰浊瘀血互结，留滞经络、关节、肌肉，瘀阻于络，经脉肌肤失去气血荣养，为瘀阻血瘀之象。

（5）久痹正虚型：久痹伤正，肝肾不足，气血亏虚，余邪未尽，风寒湿邪痹阻经络，气血运行不利，故膝痛日久不愈。

六、检查

1. 视诊

观察膝关节局部是否存在变形（内外翻、反张）、肿胀等畸形，观察膝关节间距，进行健患侧对比。

膝关节内外翻视诊图谱如下所示：

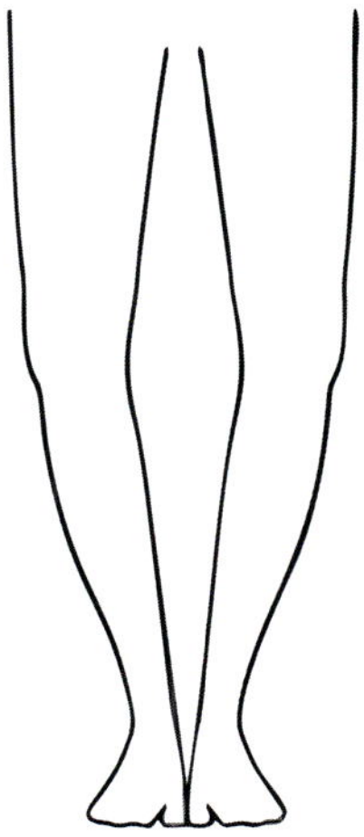

膝关节内翻

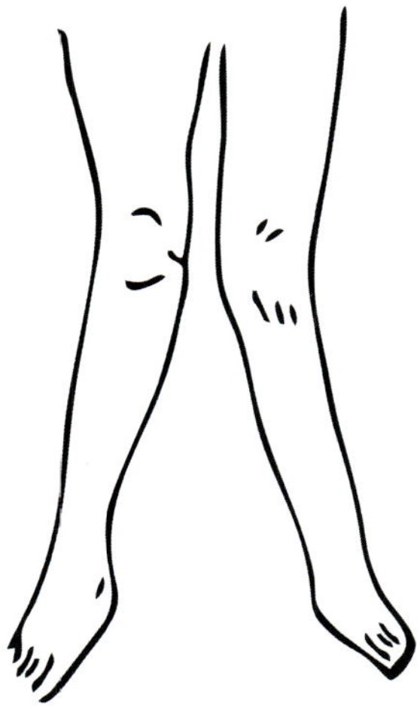

膝关节外翻

2. 膝关节活动范围查体

（1）示范膝关节屈曲过伸活动查体。

（2）示范膝关节内旋活动查体。

（3）示范膝关节外旋活动查体。

正常膝关节活动度如下所示：

屈曲	130°
过伸	10°
内旋（卧位、坐位或仰卧，屈膝 90°）	35°
外旋（卧位、坐位或仰卧，屈膝 90°）	45°

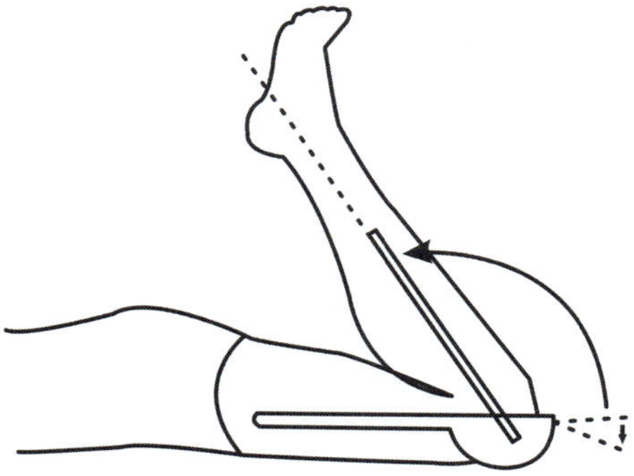

屈曲、过伸

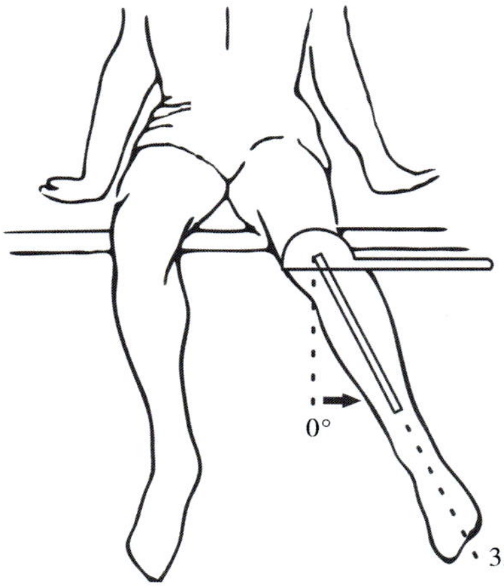

内旋

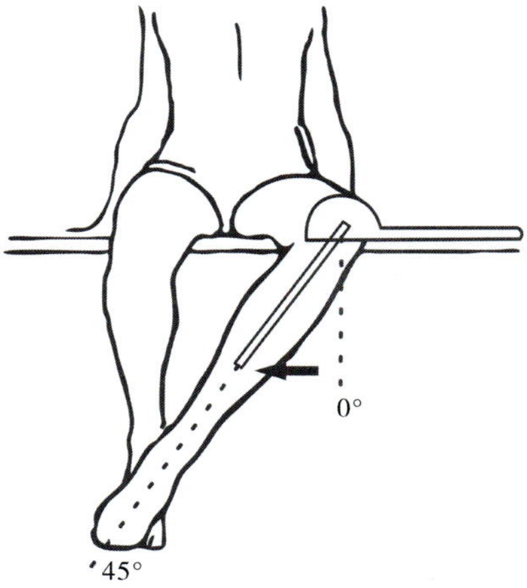

外旋

3. 肌力检查

图谱示例为主要肌力查体方法：

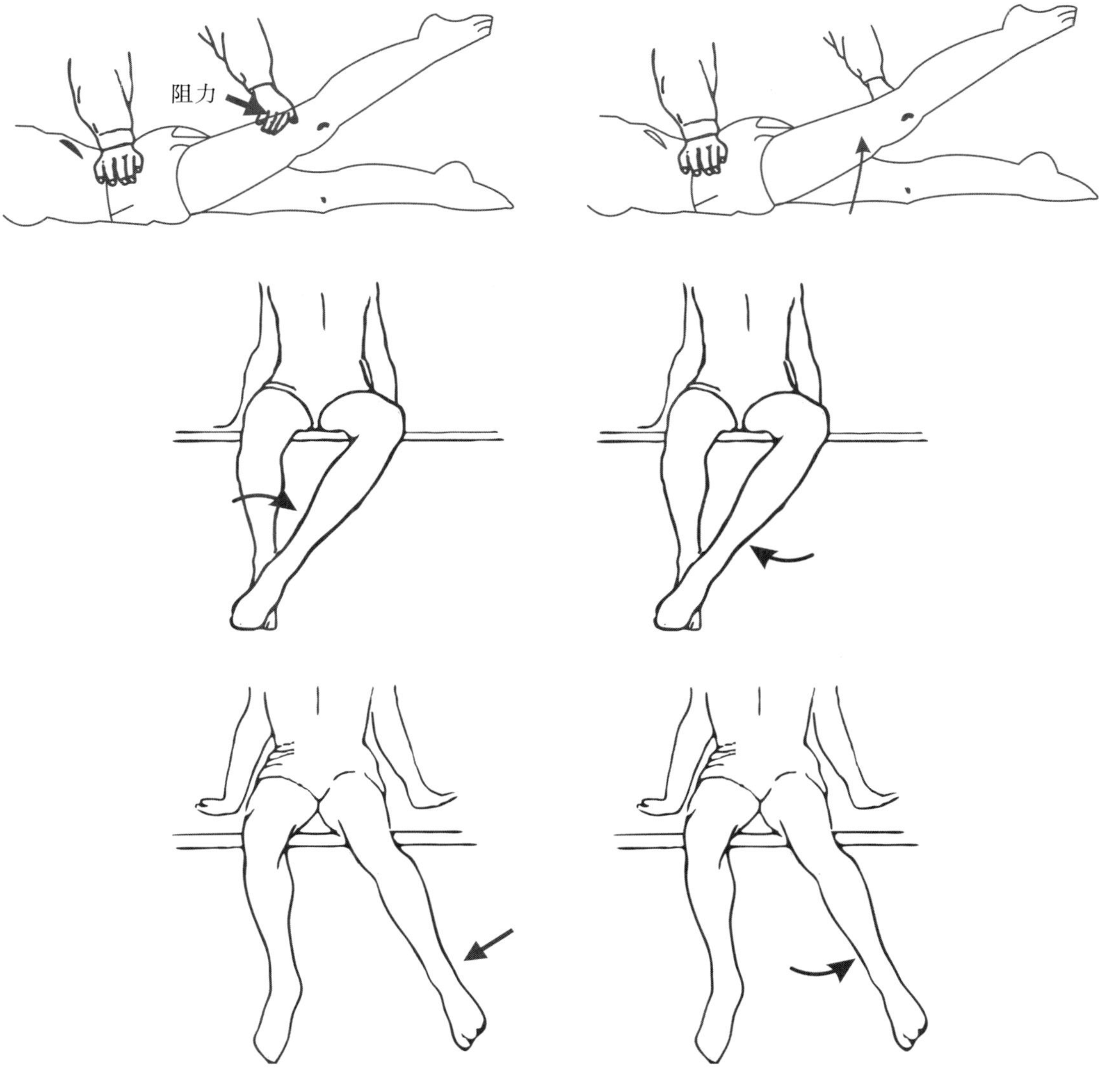

肌力检查

4. **体格检查**

（1）压痛检查：压痛部位往往是病变部位。

（2）浮髌试验：患腿膝关节伸直，放松股四头肌，检查者一手挤压髌上囊，使关节液积聚于髌骨后方，另一手食指轻压髌骨，如有浮动感觉，即能感到髌骨碰撞股骨髁的碰击声；松压则髌骨又浮起，则为阳性。该试验可检查膝关节损伤时是否出现关节积液。

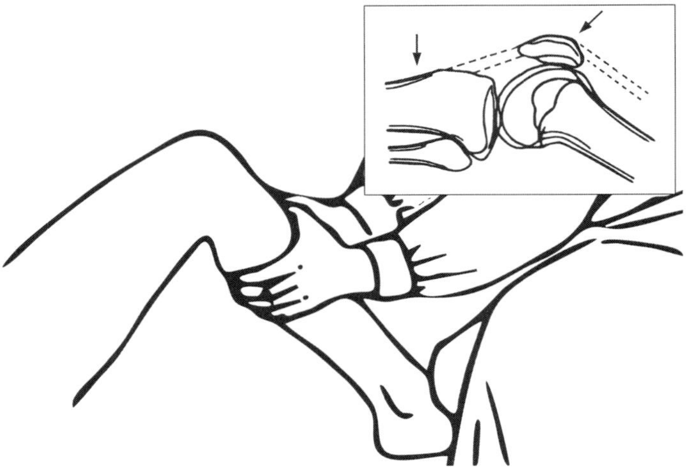

浮髌试验

（3）轴移试验：患者仰卧，双下肢伸直，检查者位于患侧，用自己的手臂夹紧患者的患侧踝关节，夹住踝关节的手掌经过患侧小腿的下方紧紧握住检查者另外一侧的前臂远端（在检查手腕的上面紧靠腕关节）。试验开始先让患侧的膝关节被动外展，握住患侧小腿的手腕使患侧的小腿（胫骨）内旋。然后屈曲患侧膝关节 30°～40°。此时因为前交叉韧带有断裂，没有良好的稳定作用，患侧膝关节在髂胫束向下的压迫下有复位的现象出现，因此为前交叉韧带损伤阳性。该试验可检查前交叉韧带是否断裂。

（4）分离试验（侧板实验）：患者仰卧，膝关节伸直，检查者一手握住患肢小腿端，将小腿外展，另一手按住膝关节外侧，将膝向内侧推压，使内侧副韧带紧张。该试验可检查内、外侧副韧带是否有松弛或断裂。

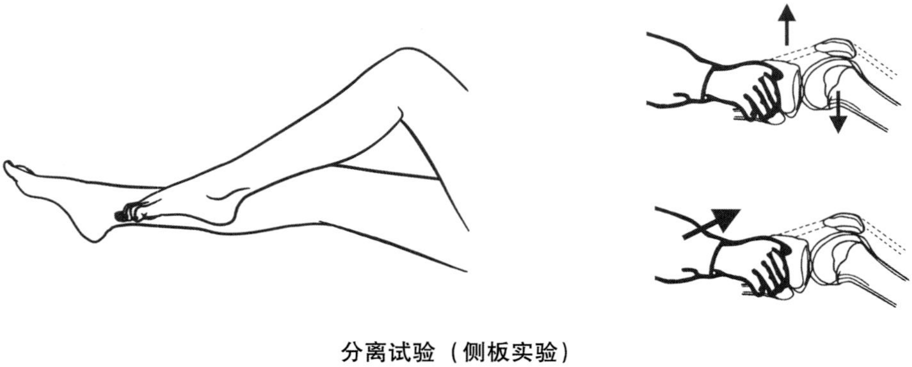

分离试验（侧板实验）

（5）抽屉试验（前后）：患者平卧床上，膝屈曲 30°，双足平置于床上，保持放松。检查者坐于床上，抵住患者双足使之固定，双手握住膝关节的胫骨端，向前方拉小腿，如出现胫骨前移比健侧多于5毫米则为阳性，为前直向不稳定。该试验可检查前、后交叉韧带是否部分或完全断裂。

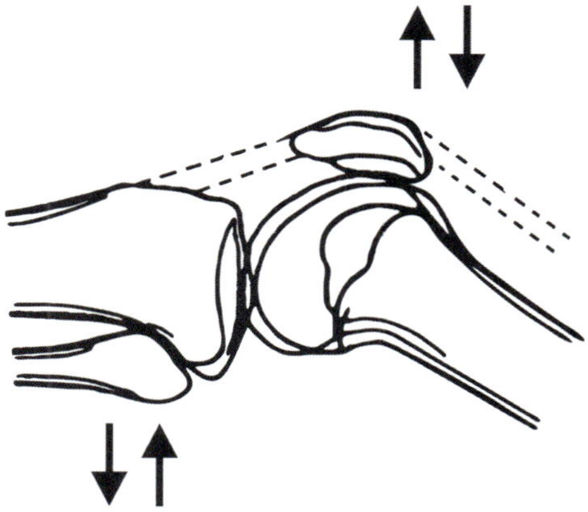

抽屉试验（前后）

（6）单足半蹲试验（全蹲试验）：患者单足支撑，逐渐下蹲，当屈曲130°～150°时出现疼痛或疼痛加重，屈曲130°时髌软骨面紧贴在股骨滑车部。该试验可检查膝关节是否存在病变、半月板后角是否损伤。

（7）直腿抬高试验：患者双下肢伸直仰卧，检查者一手扶住患者膝部使其膝关节伸直，另一手握住踝部并徐徐将之抬高，直至患者产生下肢放射痛为止，记录下此时下肢与床面的角度。该试验可检查髌骨是否骨折，髌腱是否断裂。

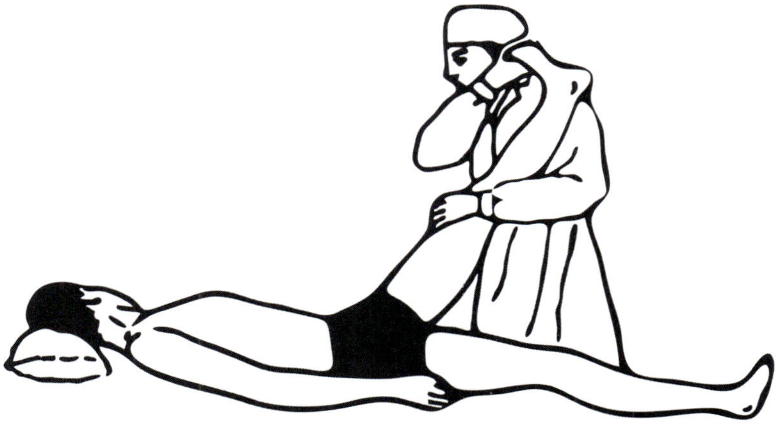

直腿抬高试验

（8）挤压试验（回旋、侧方加压）：取仰卧位，使患者髋关节和膝关节充分屈曲。尽量使足跟碰及臀部。检查内侧半月板时，检查者一手握膝部以稳定大腿并提醒患者注意膝关节内的感觉，另一手握足部使小腿充分外旋、外展位伸直膝关节，在伸直过程中，股骨髁经过半月板损伤部位时，因产生摩擦，可感触到或听到弹响声，同时患者感觉膝关节内侧有弹响声和疼痛。检查外侧半月板时，使小腿充分内收、内旋位伸直膝关节时，注意是否出现膝关节外侧弹响和疼痛。该试验可检查膝关节半月板有无裂伤，内、外侧副韧带是否损伤。

（9）侧方应力试验（内、外翻试验）：患者仰卧床上，将患肢轻度外展以使其患侧小腿置于床外，将膝关节分别置于30°位和0°位，将小腿被动外展或内收。该试验可检查内、外侧副韧带是否损伤。

（10）研磨试验：患者俯卧，健侧膝关节屈曲90°。检查者使其患肢内收，背稍伸，并将膝部放于患者大腿后侧，两手持握足部，向上提拉，并向外侧、内侧旋转。该试验可检查患者半月板是否有损伤。

（11）过伸试验：患者仰卧，伸膝，检查者一手固定膝部，一手托起小腿，使膝过伸。该试验可检查半月板前角、髌下脂肪垫是否有损伤。

5. 影像学检查

（1）X线平片。

X线平片是最基本和首选的影像诊断方法。其具有较高的空间分辨价值，能显示骨与骨关节的骨质结构，并清楚地显示出骨皮质、松质和骨髓腔。不仅可用于对损伤进行定性诊断，而且还能显示损伤的范围和程度。

（2）CT检查。

在膝关节检查中，CT检查弥补了普通X线平片影像重叠及软组织结构分辨不清的缺点，能明确显示骨与软组织各种组织结构层次，极大地提高了病变检出率和诊断准确性。

（3）MRI检查。

MRI检查能提供更多的软组织细节，如关节、肌腱和韧带。当需要分辨不同类型软组织之间细微的差别时，通常会使用MRI检查。

第二节 三得技术膝关节疼痛调理方案

一、三得技术对膝关节疼痛的调理原理

三得技术采用低频交变频率的电磁刺激、电磁药物导入等多种物理手段作用于人体，刺激神经纤维和肌肉，使其产生规律性的收缩，能活血祛瘀，改善循环，促进炎症消散，增强膝关节及周边组织的新陈代谢，促进膝关节血液循环和粘连松解，具有镇痛、镇静、消炎、消肿的作用。

二、三得技术膝关节疼痛调理的适宜证及适宜并发症

膝关节骨性关节炎，膝关节退行性关节炎，股骨下段骨折术后康复，内、外侧副韧带部分撕裂，胫、腓骨上段骨折术后康复，关节腔积液，半月板撕裂，前—后交叉韧带部分撕裂，滑膜炎、筋膜炎、滑囊炎、肌腱炎、类风湿性关节炎，均为三得技术膝关节疼痛调理的适宜证及适宜并发症。

三、调理疗程设定

（1）每次调理时间为 30 分钟，10 次为 1 疗程，前 3 次每天 1 次，后 7 次隔天做 1 次调理，1 个月的调理为 1 疗程，病情紧急者 1 个疗程，慢性病情严重者 3 个疗程；

（2）第一次治疗前做影像学检查及体查，治疗 1 个月后做一次影像学检查及体查，对比效果。

四、膝关节疼痛调理流程

1. 第一步

选用电磁能吸附罐调理，选择“罐疗”模式，常规剂量。部位：腰两旁膀胱经（背阔肌）。如下图，从上向下，对称布罐，时长为 5 分钟。作用：调理提升肾脏功能。

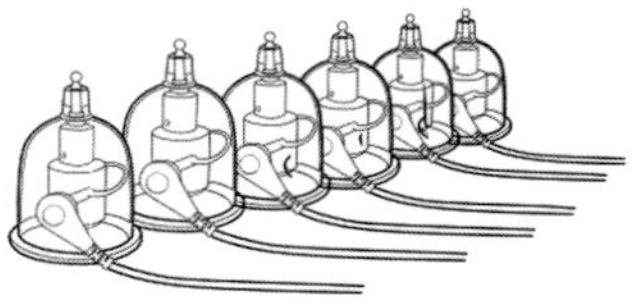

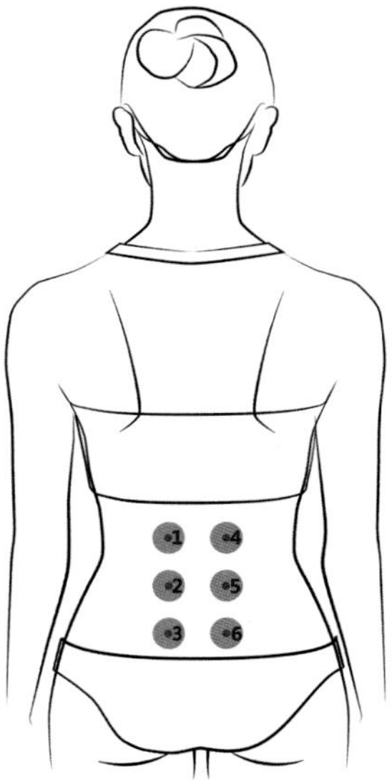

腰两旁膀胱经布罐

2. **第二步**

选用电磁能吸附罐调理，选择“罐疗”模式，常规剂量。部位：下肢膀胱经殷门穴（大腿后方中点）、委中穴（腘横纹中点）、承山穴（小腿后方腓肠肌肌腹下出现的尖角凹陷处）。如下图，从上到下，对称布罐，时长为 5 分钟。作用：改善下肢血液循环，疏通膀胱经。

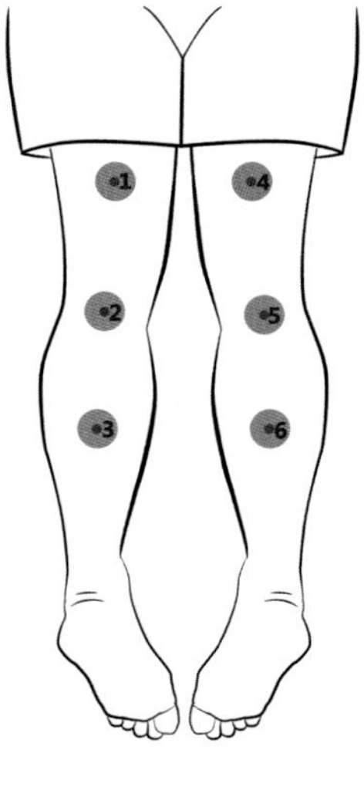

下肢膀胱经（殷门、委中、承山穴）布罐

3. **第三步**

选用电磁能吸附罐调理，选择“罐疗”模式，常规剂量。部位：膝关节相关疼痛点（围绕或内外对称布罐），针对相关疼痛点要密罐。如下图，时长为5分钟，合计10分钟。

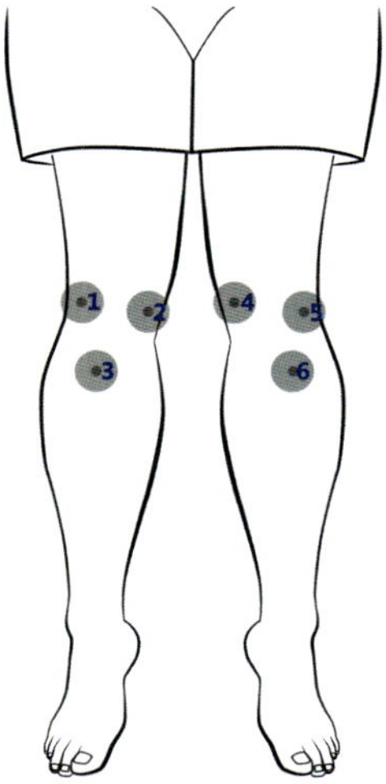

下肢膝关节布罐（1）

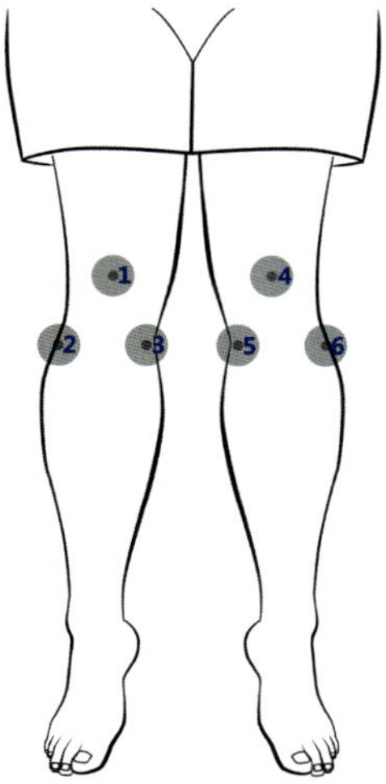

下肢膝关节布罐（2）

五、膝关节疼痛的生活预防

注意饮食，控制体重；选择舒适的鞋子；参与户外运动前需做好准备活动；天气寒冷时应注意保暖，戴护膝；选择正确的走姿；避免长时间下蹲；避免长时间地保持同种姿势；进行适当的功能锻炼，如游泳、散步。

患关节炎的患者，注意尽量减少上下楼梯、远足、登山、久站、负重等，避免膝关节的负荷过大。

六、膝关节疾患的饮食

多吃含蛋白质、钙、胶原蛋白、异黄酮的食物，如奶及奶制品、豆及豆制品、鱼虾、海带、黑木耳、鸡爪、猪蹄、羊腿、蹄筋等。

第九章 三得技术与暨南生物艾灸的作用及操作要求

第一节 艾灸的作用

一、温通经络，祛寒散邪

灸法以温热性刺激为主，灸火的热力能透达组织深部，既能助阳通经，又能散寒逐痹。

二、补虚培本，回阳固脱

灸法能增强脏腑的功能，补益气血，填精益髓。

三、行气活血，消肿散结

气为血之帅，血随气行，气得温则疾，气行则血行。灸之温热刺激，可使气血调和，营卫通畅，起到行气活血、消肿散结的作用。

四、预防保健，益寿延年

灸法不仅能治病，而且还可以激发人体正气，增强抗病能力，起到预防保健作用。

第二节 施灸材料及用具

施灸材料及用具一般有艾油、艾条、艾柱、艾粒、艾盒这几种，如下图所示：

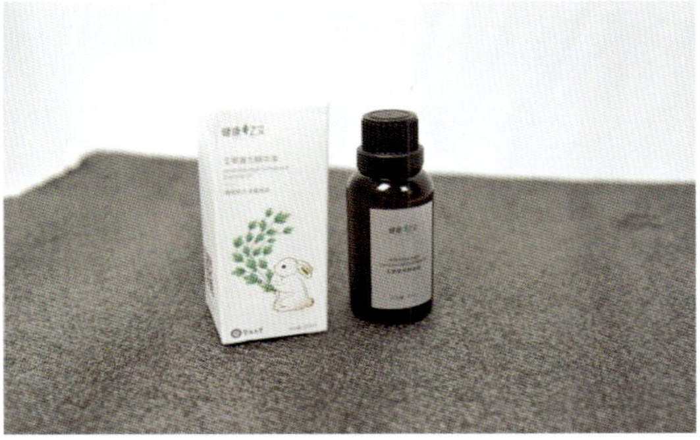

艾油

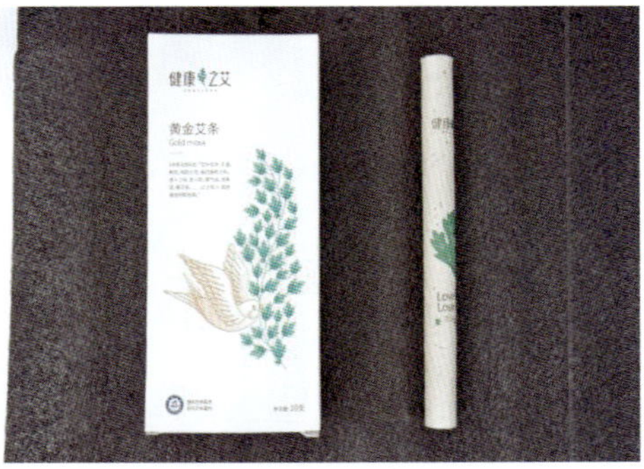

艾条

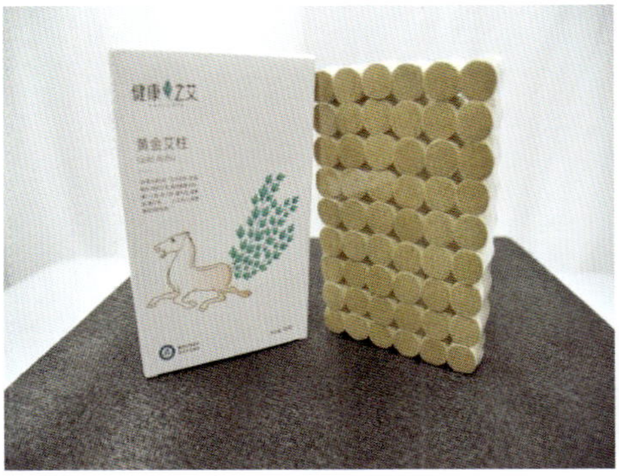

艾柱

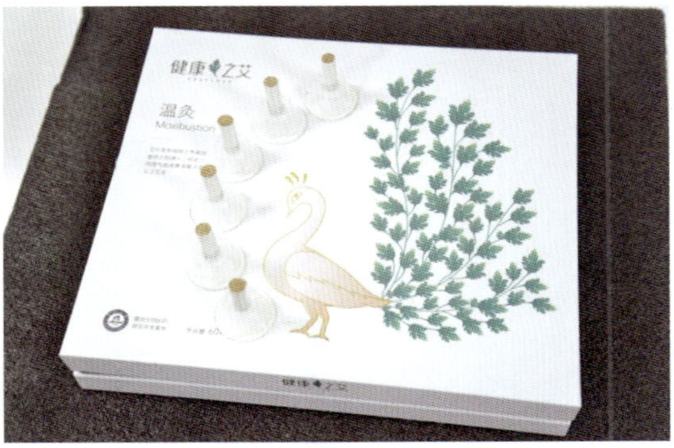

艾粒

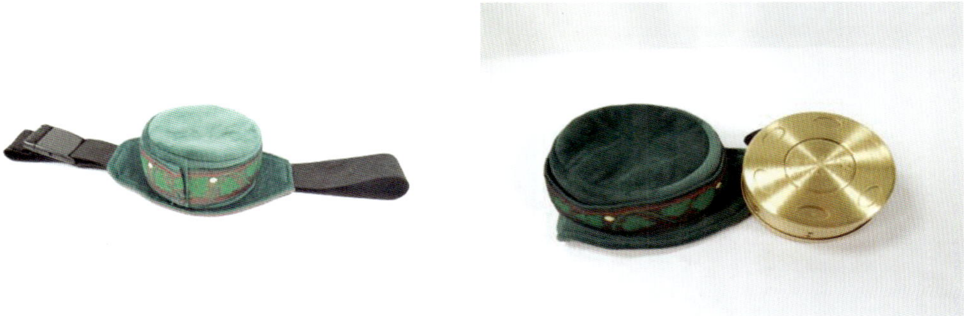

艾盒

第三节 艾灸的操作

一、悬起灸（艾条）

1. 温和灸

在施灸的部位涂 1～2 滴艾油，涂抹均匀，将艾条的一端点燃，对准应灸的腧穴部位之上，一般艾火距离皮肤 2～3 厘米，灸 10～15 分钟，使患者局部有温热而无灼痛感为宜，以灸至皮肤温热红晕而不致烧伤皮肤为度。如遇到小儿及局部知觉减退的患者，医师可将食指、中指置于施灸部位两侧，这样可以通过医师的手指来测知患者的受热程度，以便随时调节施灸距离，注意把握施灸时间，防止烫伤患者皮肤。

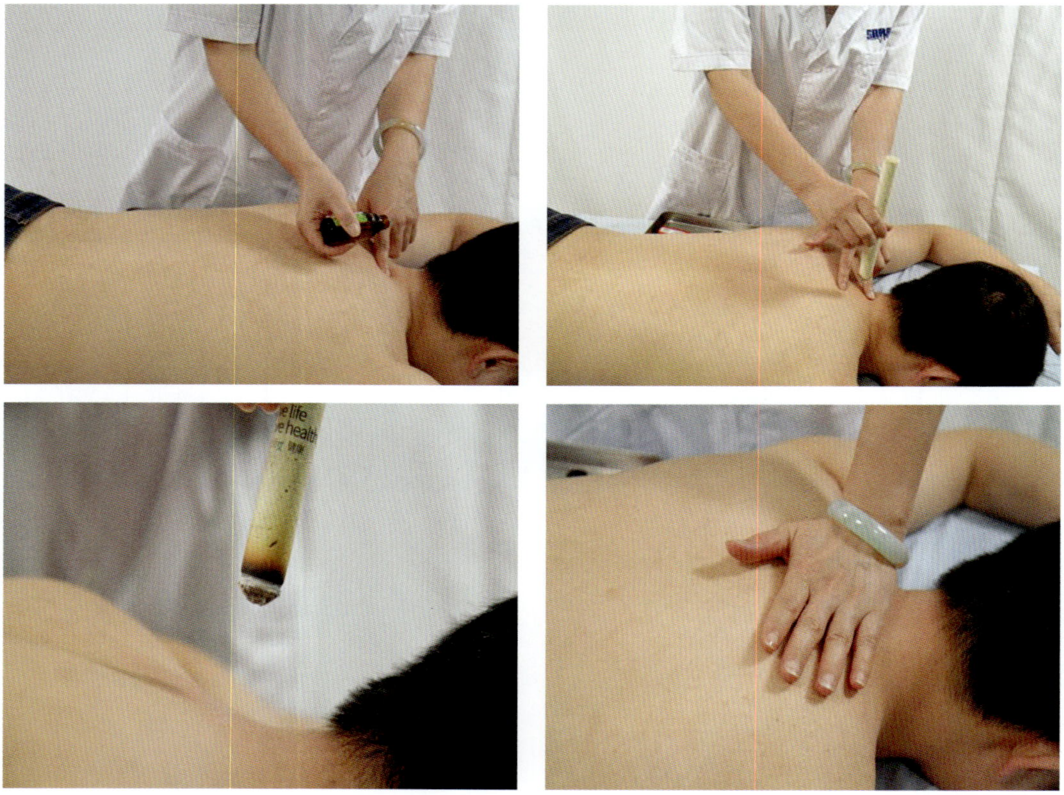

悬起灸

2. 雀啄灸

在施灸的部位涂 1 ~ 2 滴艾油，涂抹均匀，将点燃的艾条置于部位上方 2 ~ 3 厘米，施灸时，艾条点燃的一端与施灸的皮肤并不固定在一定的距离，而是像鸟雀啄食一样，将艾条一起一落地移动，灸 10 ~ 15 分钟，使患者局部有温热而无灼痛感为宜，以灸至皮肤温热红晕而不致烧伤皮肤为度。

3. 回旋灸

在施灸的部位涂 1 ~ 2 滴艾油，涂抹均匀，艾条点燃的一端与施灸皮肤保持一定的距离，但位置不固定，而是均匀地向左右移动或反复旋转地进行灸治，灸 10 ~ 15 分钟，使患者局部有温热而无灼痛感为宜，以灸至皮肤温热红晕而不致烧伤皮肤为度。

二、温灸盒灸（灸柱 + 灸盒）

在施灸的部位涂 1 ~ 2 滴艾油，涂抹均匀，在温灸盒内插入点燃的艾柱，整理好温灸盒后，放到施灸的部位上，灸 15 ~ 30 分钟（根据患者体质），使患者局部有温热而无灼痛感为宜，以灸至皮肤温热红晕而不致烧伤皮肤为度。

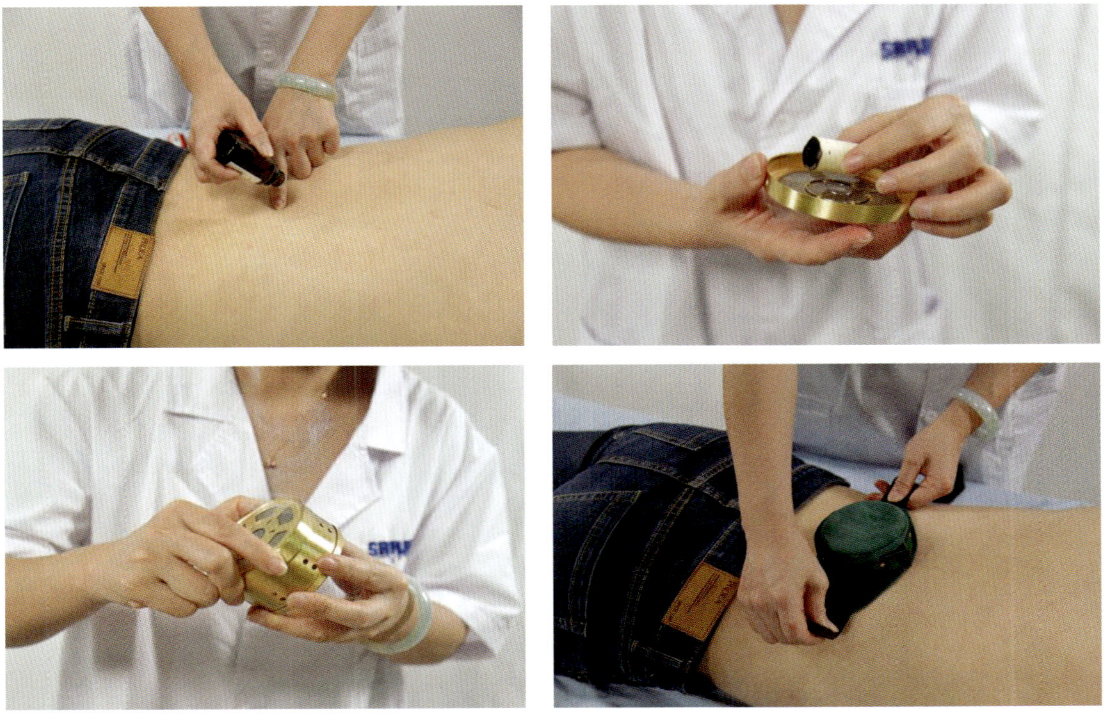

温灸盒灸

三、艾粒灸

点燃艾粒，撕开艾粒底部的黄色贴纸，把艾粒粘贴到施灸的穴位上，待艾粒燃尽（根据具体情况可以继续更换新的艾粒），左手食指和中指轻压皮肤，右手拇指和食指轻轻拿起燃尽的艾粒，用棉签轻轻抹掉沉淀下来的焦油，再在施灸穴位上滴上少许艾油，抹开即可。

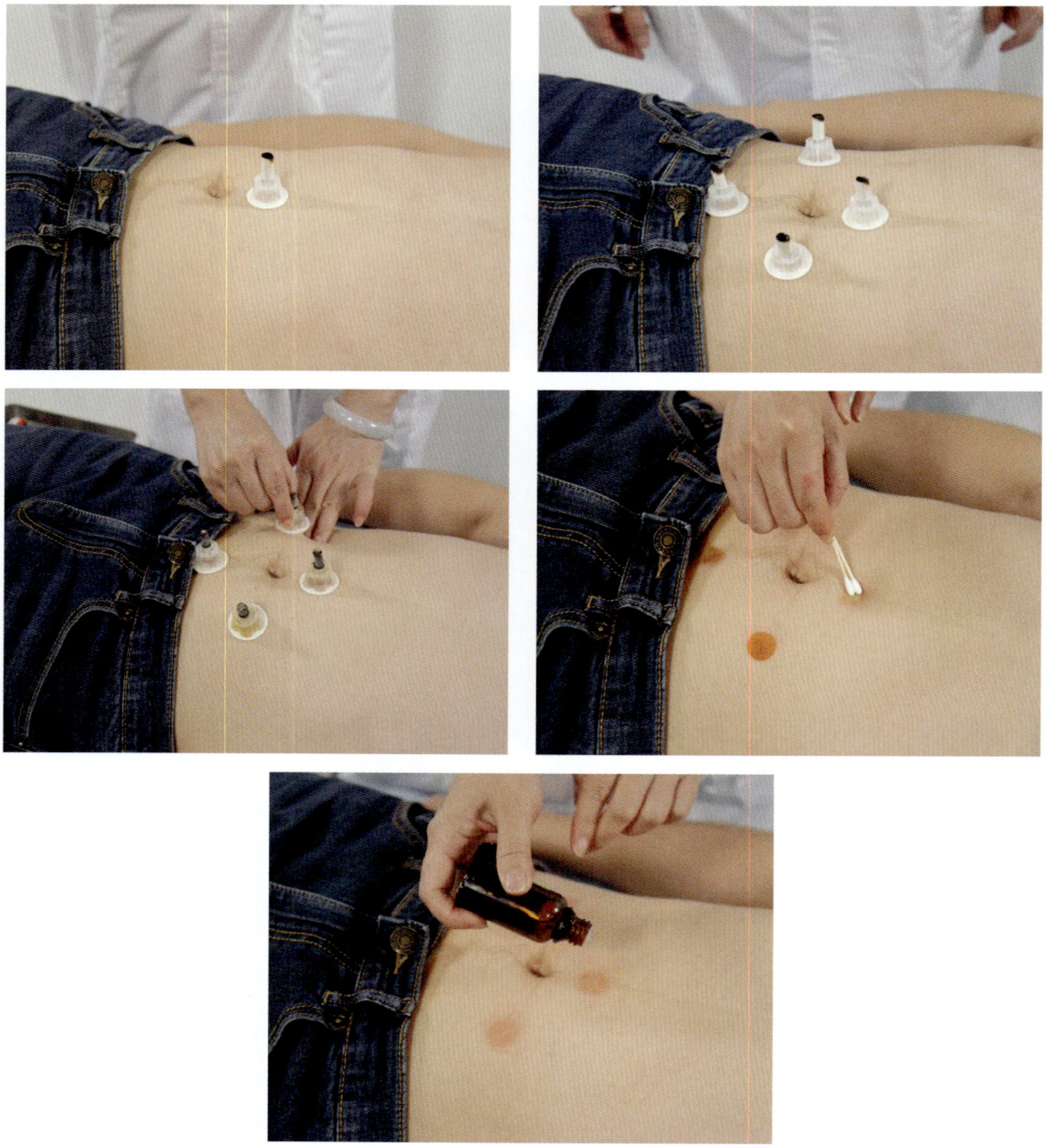

艾粒灸

第四节 灸量的控制

灸量的掌握要按照灸火大小、病情轻重、患者体质、施灸部位等因素综合确定。注意跟踪患者灸后的体感来调整灸量。

影响灸量的关键因素有：

（1）灸火的大小。这是单位时间内灸量的决定因素。

（2）施灸时间的长短。灸法和用药一样也有量的积累，施灸时间越长，施灸时释放的能量和化学活性成分被机体吸收越多，产生的灸量越多。

（3）灸距的大小。灸距是指悬起灸、温灸盒灸、艾粒灸时，灸火至皮肤之间的距离。灸距决定了施灸局部温度的高低和人体对灸材燃烧释放的化学活性物质的吸收。

（4）施灸频率。施灸频率不仅与灸量的积累有关，而且也直接关系到灸法的疗效。

第五节 配合三得技术艾灸

一、艾灸的常用穴位

大椎

定位：在脊柱区，第 7 颈椎棘突下凹陷中，后正中线上。
主治：失眠，热病，项痛，脊痛，呼吸系统疾病。

命门

定位：在脊柱区，第 2 腰椎棘突下凹陷中，后正中线上。
主治：腰痛，生长发育不良，妇科、男科疾病。

腰阳关

定位：在脊柱区，第 4 腰椎棘突下凹陷中，后正中线上。
主治：腰骶痛，下肢痿痹，妇科、男科疾病。

长强

定位：在会阴区，尾骨下方，尾骨端与肛门连线的中点。
主治：泄泻，便秘，痔疾，脱肛，腰痛，尾骶痛。

中脘

定位：在上腹部，脐中上 4 寸，前正中线上。
主治：失眠，消化系统疾病。

神阙

定位：在脐区，脐中央。
主治：虚劳诸证，消化系统疾病。

关元

定位：在下腹部，脐下 3 寸，前正中线上。
主治：虚劳诸证，消化系统疾病，妇科、男科疾病。

足三里

定位：在小腿外侧，犊鼻下 3 寸，胫骨前嵴外 1 横指。

主治：消化系统疾病，虚劳诸疾，下肢痿痹。

三阴交

定位：在小腿内侧，内踝尖上 3 寸，胫骨内侧缘后际。

主治：失眠，心悸，高血压，脾胃虚弱诸证，妇科、男科疾病，泌尿系统疾病，阴虚诸证，湿疹等皮肤疾患。

太溪

定位：在踝区，内踝尖与跟腱之间的凹陷中。

主治：失眠，咳喘，咽喉肿痛，耳鸣，腰脊痛，下肢不遂，妇科、男科疾病，阴虚诸证。

二、组合灸法

（1）理气宽中，通畅腑气：中脘 + 足三里。

（2）固本培元，增强免疫：关元 + 三阴交。

（3）益寿延年，延缓衰老：神阙 + 太溪。

（4）提升正气：大椎 + 命门 + 长强。

三、注意事项

（1）艾灸的禁忌证：器官移植者，严禁艾灸；体内有异物（人造关节、钢钉、硅胶、心脏支架、心脏起搏器等）的患者慎灸；长期服用抗过敏等药物的患者慎灸。

（2）施灸体位：患者体位要舒适并便于医师操作。一般空腹、过饱、极度疲劳时不宜施灸。

（3）施灸顺序：一般是先灸上部，后灸下部；先灸背、腰部，后灸腹部；先灸头部，后灸四肢。

（4）灸泡处理：艾条燃尽，要及时弹走艾灰，以免掉落烫伤皮肤。灸后起泡者，小者可自行吸收，大者可用消毒针穿破，放出液体，敷上消毒纱布，用胶布固定。对肢体麻木不仁及感觉迟钝的患者，勿灸过量。

（5）环境与防火：施灸过程中，室内宜保持通风。严防艾火烧坏衣服、床单等。施灸完毕后必须把艾火彻底熄灭，以防火灾。

附录一

常用穴位简易调理组方表

名称	常用穴位
守住健康的基本物质——气血津液	
大补元气	气海、膻中、足三里
理气解郁	膻中、内关、合谷、太冲
补气养血	膈俞、肝俞、足三里、三阴交
活血化瘀	膈俞、合谷、血海
气血双补	气海、膈俞、足三里、三阴交
滋养津液	足三里、三阴交、太溪、养老
脏腑安康则一身和谐	
安心神	心俞、神门、足三里、三阴交
清心热	大陵、外关、劳宫、行间
补肺气	肺俞、膻中、天突、中脘、足三里、气海
润肺阴	肺俞、膏肓、太渊、太溪
健胃消食	下脘、足三里、四缝
养肝	肝俞、太冲、太溪、三阴交、足三里
护胆	阳陵泉、侠溪、太冲、内关、丰隆、中脘
养脾胃	足三里、三阴交、脾俞、胃俞、章门、中脘、气海
养肾	肾俞、志室、关元、气海、三阴交、足三里
温补肾阳	肾俞、命门、关元、气海
滋养肾阴	肾俞、三阴交、太溪、涌泉
从头到脚、养治结合	
治头痛	合谷、太冲、太阳、风池、阿是穴
保养大脑	神门、太溪、足三里、手三里、水沟、神庭、承灵
治面瘫	阳白、颊车、四白、风池、翳风、地仓、颧髎、合谷、下关
眼睛保健	四白、承泣、睛明、攒竹
治老花眼	光明、睛明、太冲、太溪、养老
治假性近视	四白、风池、睛明、光明、太阳
治斜视	风池、合谷、光明、太冲、太溪
治色盲	风池、睛明、光明、太溪、肝俞、瞳子髎
治鼻出血（外伤）	昆仑、太溪
治鼻出血（内因）	百劳
治鼻塞	三间、陷谷、风池、上星、迎香、印堂

（续上表）

名称	常用穴位
治打鼾	中脘、阴陵泉、天枢、丰隆
治耳聋、耳鸣	耳门、听宫、听会、翳风、太溪、涌泉
治牙痛	颊车、下关、合谷、内廷、二间
治口臭	劳宫、金津、玉液、内廷
治糖尿病	肺俞、脾俞、胃俞、中脘、足三里、肾俞、太溪、三阴交、胰俞
治高血压病	百会、曲池、合谷、太冲、三阴交、降压沟
治贫血	气海、血海、膈俞、心俞、脾俞、肾俞、悬钟、足三里
治中暑	百会、大椎、合谷、水沟、内关、曲泽、十宣、委中
治昏厥	合谷、翳风、水沟
戒烟	合谷、丰隆、尺泽、神门
戒酒	百会、神门、足三里、三阴交、脾俞、胃俞
醒酒	耳尖
慢性疲劳综合征	百会、印堂、神门、太溪、太冲、三阴交、足三里
让穴位为女性的健康和美丽保驾护航	
治月经不调	关元、血海、三阴交、心俞、神门
治痛经	关元、三阴交、地机、水泉
治闭经	关元、三阴交、天枢、合谷、肾俞
治带下	关元、三阴交、带脉、命门
治乳腺增生（肝郁气滞型）	肝俞、太冲、阳陵泉
治乳腺增生（冲任失调型）	关元、三阴交、太溪、太冲、膻中
治乳腺炎	膻中、肩井、少泽
治产后水肿（脾胃虚弱型）	中极、关元、脾俞、肾俞
治产后水肿（肾气虚弱型）	关元、气海、太溪、三阴交
治产后水肿（气血淤滞型）	肺俞、阴陵泉、三阴交、肾俞、脾俞、气海、关元
治产后盗汗	阴郄、涌泉
治产后自汗	百会、头维、足三里、三阴交、气海
治肥胖	中脘、曲池、天枢、上巨虚、丰隆、水分、三阴交、阴陵泉、大横、支沟、内庭、关元
治更年期综合征	百会、关元、太溪、肾俞、三阴交
治黄褐斑	血海、合谷、三阴交、颧髎、迎香

（续上表）

名称	常用穴位
治白发脱发（肾精亏虚型）	肾俞、太溪、三阴交、关元、百会
治白发脱发（肾阳虚衰型）	肾俞、关元、气海、三阴交、命门、腰阳关
治白发脱发（脾气虚弱型）	脾俞、胃俞、关元、足三里、阴陵泉、章门
治白发脱发（气瘀血瘀型）	肝俞、膈俞、期门、太冲、膻中、血海、公孙
治常见病	
治咽喉肿痛	天容、合谷、列缺、照海、廉泉
治颈椎病	大椎、天柱、后溪、大杼
治肩周炎	肩髎、肩前、肩贞、阳陵泉、条口、肩痛
治腋臭	极泉
治网球肘	曲池、合谷、手三里、外关
治手腕扭伤	内关、大陵、合谷、阳溪
治手部冻伤	合谷、曲池、后溪、中渚、阿是穴
治胸胁疼痛	期门、大包、阳陵泉、外关、膻中
治胃痛	中脘、足三里、内关、公孙
治腹痛	足三里、关元、中脘、天枢
治腰痛	委中、大肠俞、肾俞、腰眼
治坐骨神经痛（各种类型）	环跳、阳陵泉
治坐骨神经痛（胆经型）	环跳、阳陵泉、风市、膝阳关、阳辅、悬钟、足临泣
治坐骨神经痛（膀胱经型）	环跳、阳陵泉、秩边、承扶、殷门、委中、承山、昆仑
治痔疮	长强、百会、会阳、承山、飞扬、二白
治膝关节疼痛	血海、梁丘、足三里、阳陵泉、悬钟、犊鼻
治足踝痛	丘墟、照海、太冲
治足跟痛	太溪、照海、昆仑、申脉、悬钟
治脚部冻疮	行间、足临泣、内廷、足三里
对症开方巧治病	
治高热不退	大椎、曲池、合谷、外关
治化痰止咳	肺俞、中府、列缺、太渊、丰隆
治失眠（各种类型）	神门、内关、百会、安眠、风池、风府
治失眠（心脾两虚型）	神门、内关、百会、安眠、心俞、脾俞、三阴交
治失眠（肾阴虚型）	神门、内关、百会、安眠、太溪、太冲、涌泉

（续上表）

名称	常用穴位
治失眠（肝火旺盛型）	神门、内关、百会、安眠、行间、太冲、风池
治失眠（脾胃不和型）	神门、内关、百会、安眠、中脘、丰隆、内庭
治感冒	风池、大椎、列缺、合谷、外关
治感冒（风寒型）	风池、大椎、列缺、合谷、外关、肺俞、风门
治感冒（风热型）	风池、大椎、列缺、合谷、外关、曲池、尺泽
治感冒（暑湿型）	风池、大椎、列缺、合谷、外关、中脘、足三里
治便秘（各种类型）	天枢、大肠俞、上巨虚、支沟、照海
治便秘（热秘）	天枢、大肠俞、上巨虚、支沟、照海、合谷、曲池
治便秘（气秘）	天枢、大肠俞、上巨虚、支沟、照海、中脘、太冲
治便秘（冷秘）	天枢、大肠俞、上巨虚、支沟、照海、神阙、关元
治便秘（虚秘）	天枢、大肠俞、上巨虚、支沟、照海、脾俞、气海
治腹泻	天枢、大肠俞、上巨虚、三阴交、神阙
治尿失禁	肾俞、膀胱俞、中极、三阴交

附录二

三得电磁治疗仪临床应用指引手册

第一节 弹道式电磁止痛冲击枪临床应用指引手册

一、SD-J-E1 弹道式电磁止痛冲击枪

1. 机型介绍

独创电磁能弹道冲击波和精准查找痛点技术，配有功能强大的电磁能冲击枪，拥有电磁能与低频电的叠加效应输出功能，并具有精准查找痛点、快速解除疼痛的显著功效。配备 7.8 寸 LCD 大屏幕液晶屏，可清晰显示实时治疗参数。

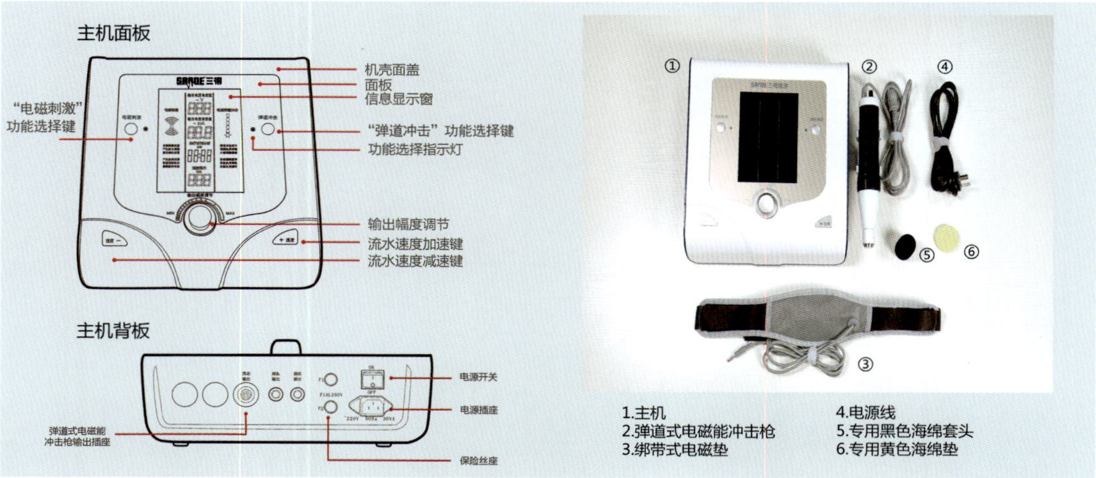

2. 主要功效

以仿生电磁能冲击技术取代单纯物理撞击，是弹道冲击技术的升级版，能够精准查找痛点，快速解决疼痛，松解深层肌体组织粘连，促进局部血液循环，加速组织新陈代谢，促进损伤组织的愈合。

3. 适用场所

各级医院中医针灸科、疼痛科、骨科、康复医学科及体育运动队、体育健康中心、社区卫生服务中心、中医馆等。

二、SD－J－E1 弹道式电磁止痛冲击枪的两大治疗模式

1. 电磁刺激

由一高一低固定频率的仿生电磁冲击波组成，类似推拿手法中的点按法，一紧一松节奏性刺激组织，由轻到重、稳而持续、着力深透。能增加组织代谢，改善组织微循环，促进气血循环，消除炎性水肿。

适合范围：肌肉、肌腱、软骨组织、器官、穴位等病变结缔组织。

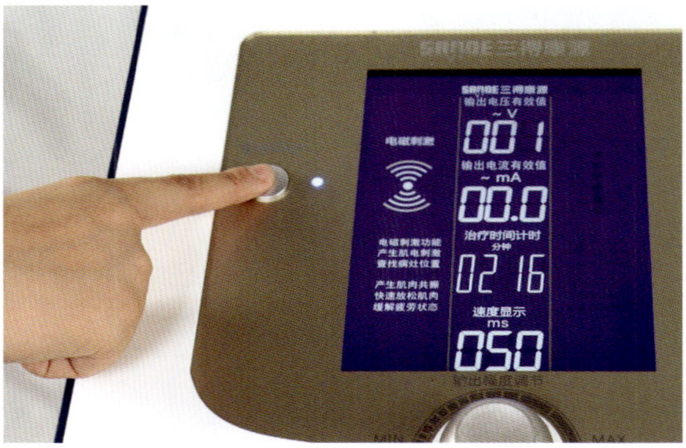

2. 弹道冲击

电磁能量冲击病灶点，类似推拿手法中的震颤法，以 50～800ms 的调整范围，连续快速小幅度振动，蓄能叠加向病灶深透，同时又不过多牵扯到周边的肌腱纤维组织。电磁能在人体从外向内渗透的过程中，会经过皮肤、筋膜、多层不同方向的肌肉。由于病变劳损点、增生点电阻比正常组织高，使用快频率的电磁波才能有针对性地作用于病灶点。常用于止痛、镇静、解痉。

适合范围：肌肉劳损点、筋结、良性纤维瘤、病变结缔组织。

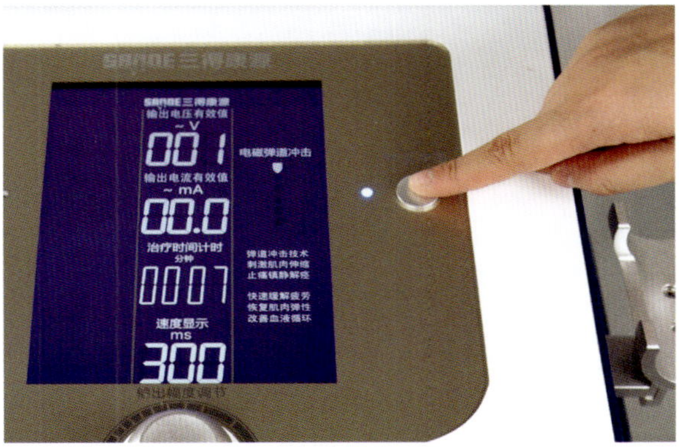

三、SD－J－E1 弹道式电磁止痛冲击枪的治疗步骤

治疗及治疗前的准备工作有以下七个步骤，详见图片。

操作步骤①

●接好电源线

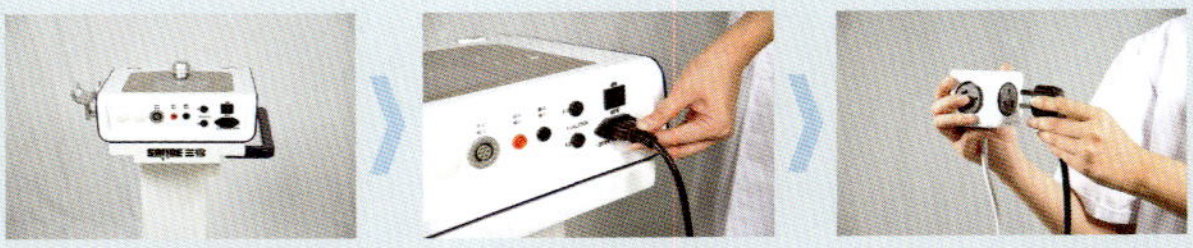

操作步骤②

●将弹道式电磁止痛冲击枪的插头，插入主机背板的流动输出插孔，并将已浸湿的黑色海绵套头套于冲击枪的头部

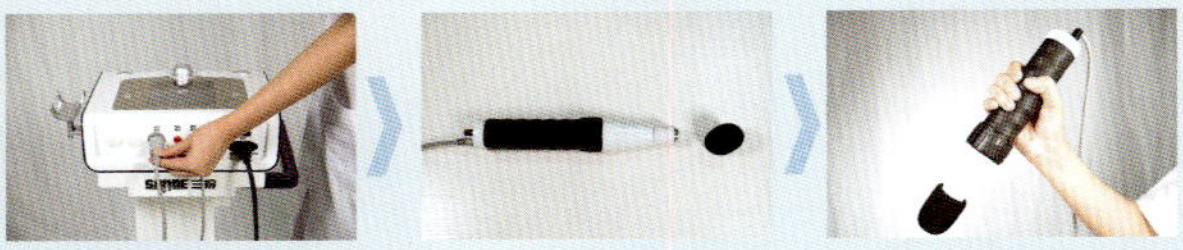

操作步骤③

●将绑带式电磁垫的插头，插入主机背板的脚夹输出插孔上，将已浸湿的黄色海绵垫覆盖于扣带式电磁垫的磁极点，绑缚患者腰椎部或腹部位置

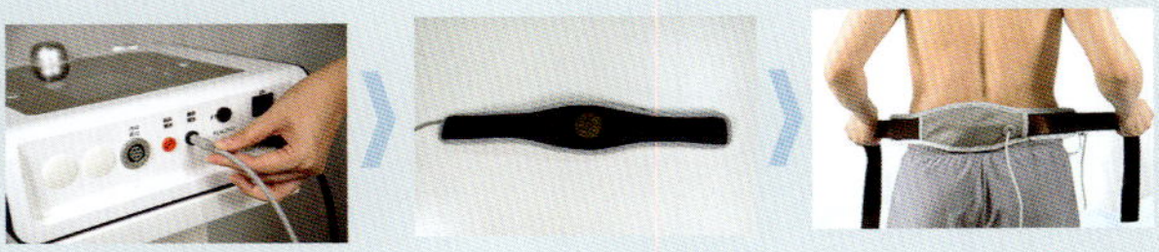

操作步骤④

●开机

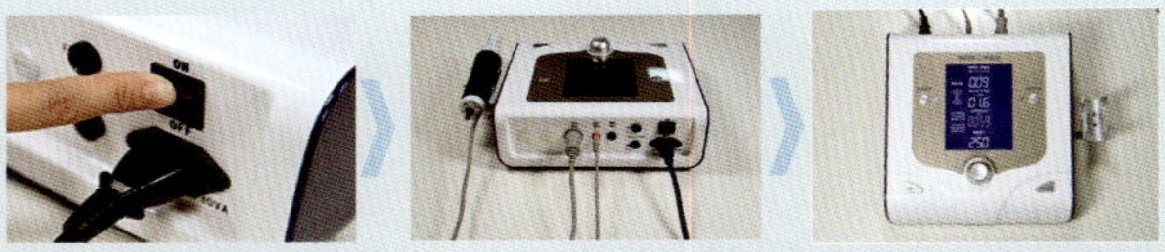

操作步骤⑤

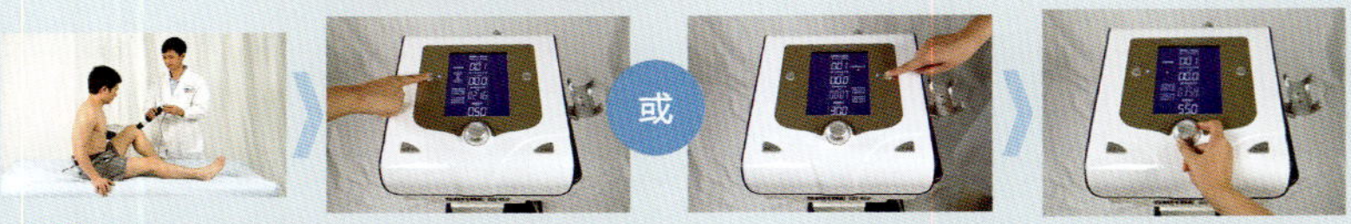

●将弹道式电磁止痛冲击枪，对准相关疼痛部位压紧

●根据治疗需要，选择“电磁刺激”或“弹道冲击”模式。根据患者病况，调节输出幅度至适当强度，进入治疗过程。（备注：弹道冲击一般不适用于头面部）

（注意：在治疗时，冲击枪尾部也有一个便捷输出幅度键，可随时调整输出幅度）

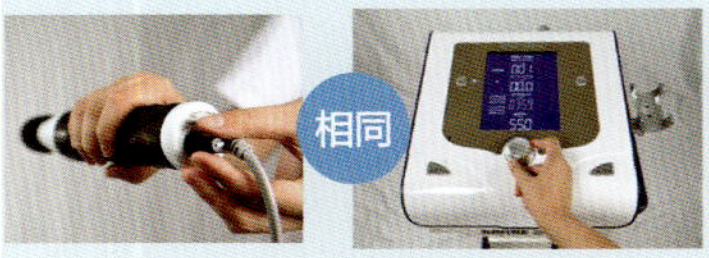

●应用“弹道冲击”模式治疗，可根据治疗需要调节速度（+/-）按钮。

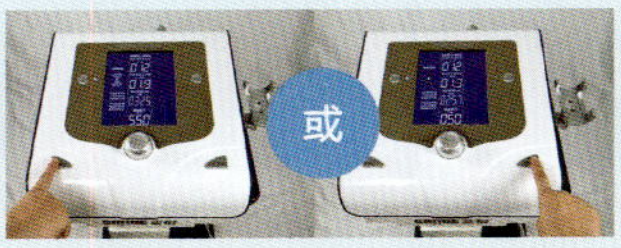

操作步骤⑥

●多部位逐次治疗，每个部位治疗时间以3～5分钟为宜

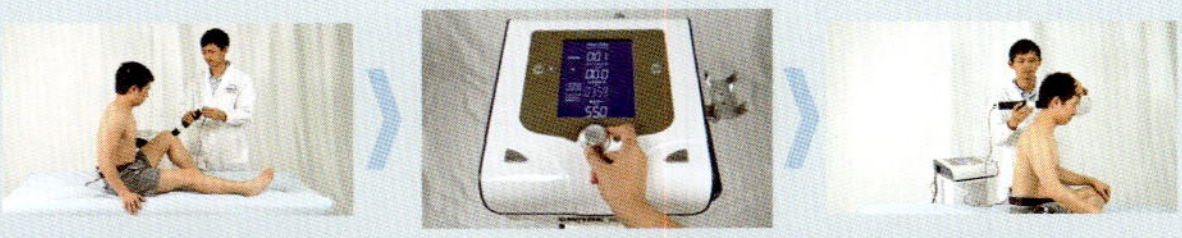

（注意：在治疗过程中转移治疗穴位时，先将刺激强度回调至零，待探头移动后再重新调升，以减小患者产生的不适感）

操作步骤⑦

●治疗结束时，取下工具，关闭电源

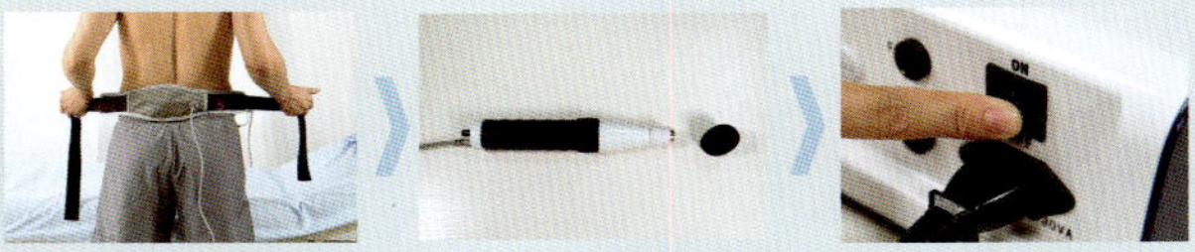

（注意：取下的黑色海绵套头和黄色海绵垫，需要在治疗结束后及时清洗）

四、SD－J－E1 弹道式电磁止痛冲击枪的治疗示意图

对多部位的治疗示意图如下所示：

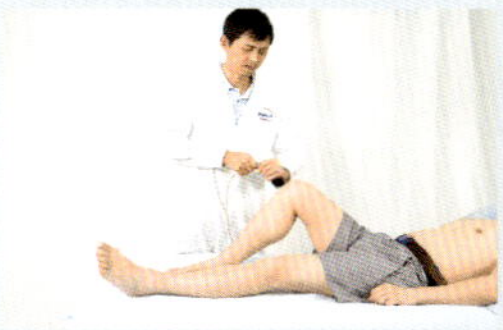

双膝关节

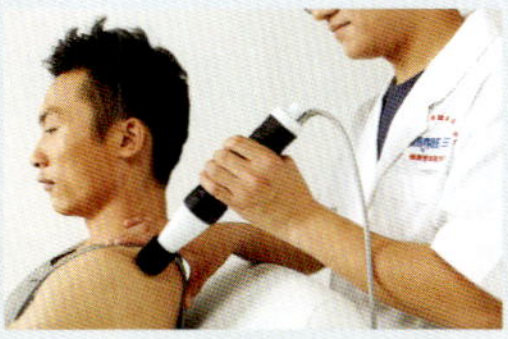

肩关节

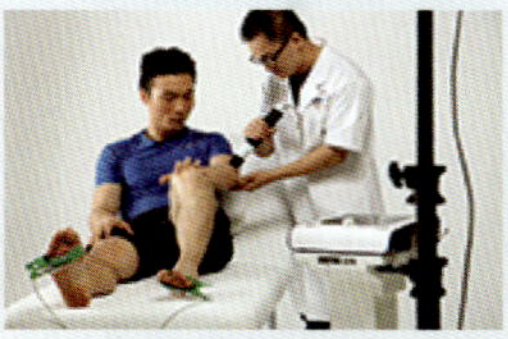

肘关节

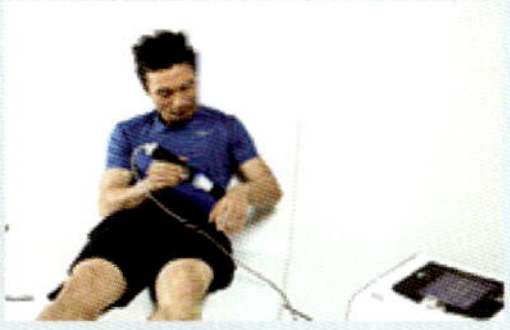

腕关节

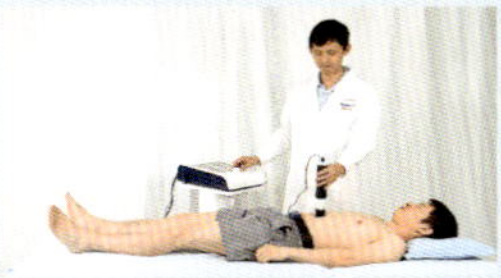

腹部

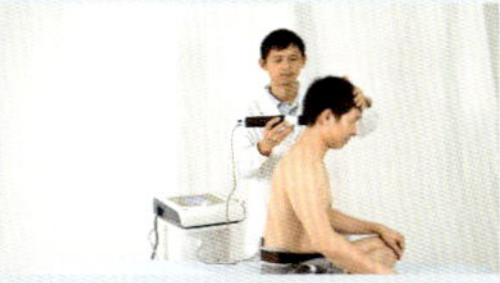

颈椎

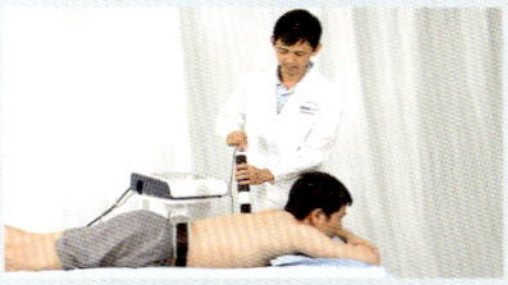

胸椎

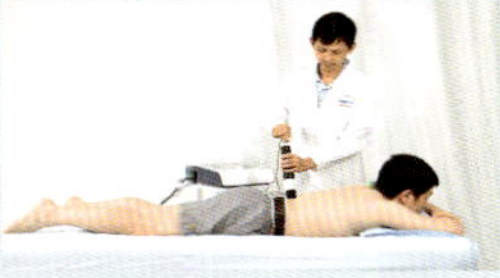

腰椎

五、SD－J－E1 弹道式电磁止痛冲击枪的治疗部位与剂量

1. 治疗部位

治疗部位与治疗效果有着极为密切的关系。治疗作用的方式，可以是全身的，也可以是局部的，或者是两者结合应用。

局部主要指病变部位，如局限性炎症、损伤等。局部进行治疗应注意将病变部位置于物理能作用场内，但是，对于疼痛综合征、某些内脏或功能性疾病，则不应仅限于局部进行治疗，有时还应用全身治疗、上病下治、下病上治、左病右治、右病左治的原则，才能取得较好的治疗效果。

2. 治疗剂量

治疗剂量包含物理因子刺激强度和作用时间两个因素。剂量不同，治疗效果大不一样。大剂量会有抑制作用，小剂量会有兴奋作用。

小剂量治疗可使网状内皮系统细胞吞噬能力增强，提高免疫能力，防止炎症发展，还能作用于血管系统，扩张血管，改善血液循环，加速渗出吸收。但过大剂量则可能使血管内皮肿胀。只有合适的剂量才能充分发挥物理因子的特异性作用，激发人体生理调节机制。而在应用较大剂量时，体内产生过多热量，则会抑制机体的某些生理调节机制。

应用剂量要恰到好处，以能产生治疗作用为限；应用大剂量要根据治疗需要，千万不要误认为剂量愈大愈好，时间愈长愈好，感觉愈强烈愈好，这样会事与愿违。

六、SD－J－E1 弹道式电磁止痛冲击枪的治疗疗程

在低频电磁能量治疗过程中，有些疼痛疾病很难一次达到理想效果，因而需要每日或隔日一次连续治疗，这就是治疗疗程。

低频电磁能量物理因子作用于人体之后，会产生记忆反应，经过多次积累或叠加产生效应，能产生持续疗效。疗程有长有短，这是由病情、治疗目的决定的。

一般来讲，急性病疗程短（2～4 次为一疗程），慢性病疗程长（10 次为一疗程）。一般使用数个疗程后，需设置一个间歇期，以利于患者机体重新调整恢复。疗程间歇期，一般为 3 天，累积作用强者，疗程短；累积作用弱者，疗程长；用于治疗者疗程短，对于需要进行多个疗程的慢性病患者，间歇期应当在两个疗程之间，长者可达到 1～2 个月。用于预防、保健者疗程长，可每周 2 次进行调理。

七、SD－J－E1 弹道式电磁止痛冲击枪的相关禁忌证

1. 禁用和慎用人群

（1）恶性肿瘤患者；

（2）月经期、孕期妇女等；

（3）严重高血压症状患者；

（4）严重脑血栓急性发作患者；

（5）急腹症、大出血、活动性肺结核等患者；

（6）高热、急性热性病出现红肿热痛患者；

（7）有传染性疾患、严重皮肤病患者；

（8）患有心脏病、急性心肌梗死、内置心脏起搏器或支架术后患者；

（9）在 24 小时内有严重扭挫伤的患者。

2. 治疗过程注意事项

治疗过程中出现对药酒过敏或出现红肿热痛、头晕等不适时，应立即停止治疗。老幼体质弱者可适当调整治疗次数、剂量、时间。有皮肤知觉障碍者慎用。

因头面部神经、血管丰富，缺少丰厚的肌肉层保护，临床治疗时若出现下颞颌关节功能障碍的情况，头面部应禁用弹道冲击功能，宜选择电磁刺激功能治疗。

温馨提示：电磁能刺激或电磁能药物导入治疗后，治疗部位会有发热的感觉。这是在电磁能及药物的作用下，细胞分子剧烈运动的现象，是电磁能转换为热能促进体内血液循环改善的生物反应。而血液循环的加快，促进了细胞的新陈代谢和病灶的修复，这需要营养和体液的补充，因此治疗后需注意保证休息并及时补充营养液体，如汤水、蜜糖水（糖尿病患者宜选用葡萄糖水）、淡盐水等。

第二节 通用电磁能罐疗（组）机型临床应用指引手册

一、SD－J－E2 通用电磁能罐疗（组）机型

1. 机型介绍

实现传统吸附罐和电磁能传导双效叠加，拥有叠加罐疗模式和动态走罐模式。在叠加罐疗模式下具有双重冲击技术，能刺激深层肌肉；在动态走罐模式下具有能量逐级传导的功能，可以根据个人肌肉状况设定个性频率。

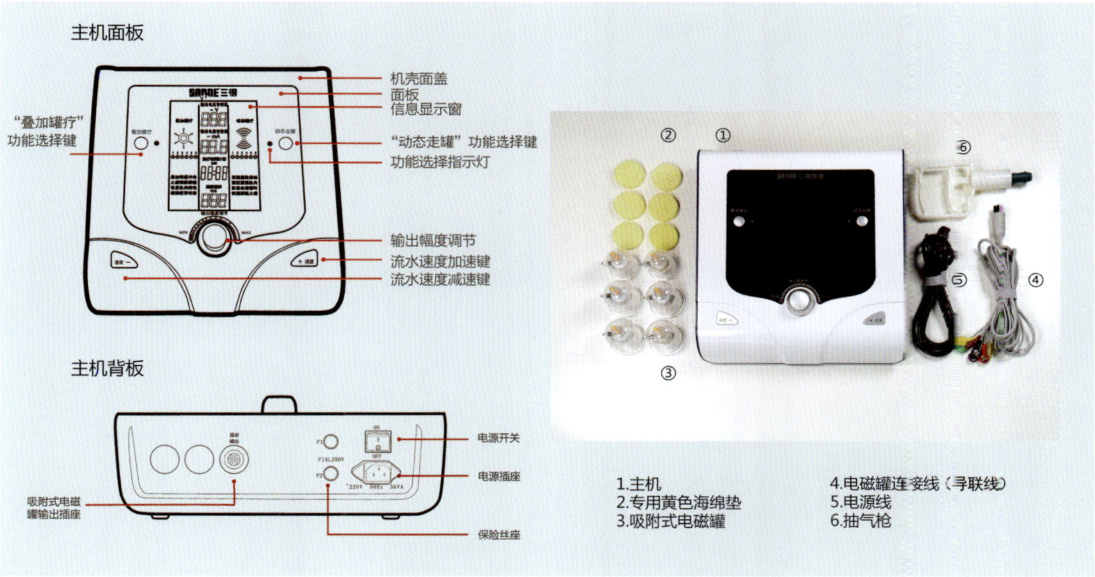

2. 主要功效

电磁能吸附罐具有传统吸附罐功能和电磁刺激叠加增效作用，能够使细胞组织产生强烈振荡，加速血液循环，达致舒经活血、镇痛行痹、祛瘀消肿等目的。

3. 适用场所

各级医院中医针灸科、疼痛科、骨科、康复医学科及体育运动队、体育健康中心、社区卫生服务中心、中医馆等。

二、SD－J－E2 通用电磁能罐疗（组）机型的治疗模式

1．叠加罐疗

电磁罐刺激时，使刺激部位的细胞组织产生强烈振荡，加速血液流动、促进血管的扩张和收缩，从而达到舒筋活血、祛瘀行滞、通痹、镇痛、解痉、消肿的目的。以能量叠加的方式，使电磁能深入深层肌肉，解痉消炎、松解粘连、对机体功能恢复效果更加明显。此功能以双重冲击为特色，刺激深度及力度更大。

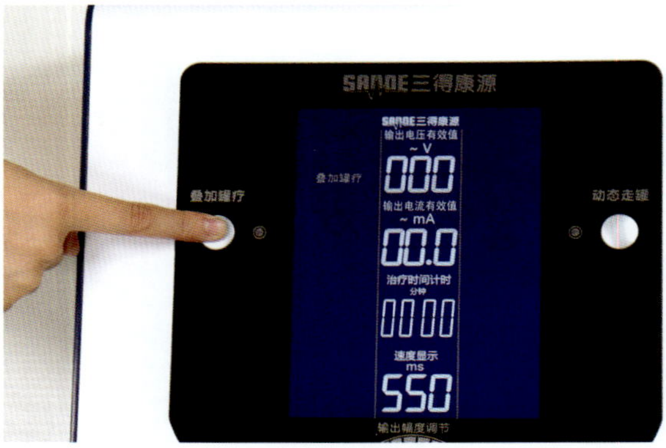

2．动态走罐

动态走罐利用能量逐级输送的原理，以流动走罐的方式，循经循络地逐级推动，实现整体的治疗。运用中医“气”的理念，针对关键腧穴布罐，实现整条经络的疏通，同时通过电磁能及肌肉的收缩效应加快血液循环，松解粘连，疏通瘀阻，高效完成经络疏通。电磁能因具有镇静镇痛作用，因此对神经修复也有较好的效果。

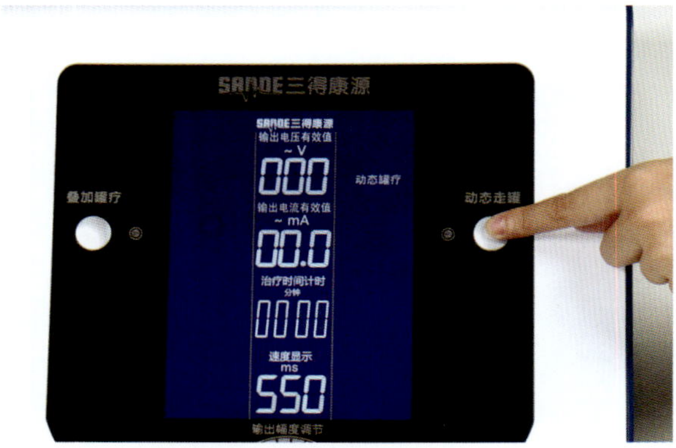

三、SD－J－E2 通用电磁能罐疗（组）机型的治疗步骤

治疗及治疗前的准备工作有以下七个步骤，详见图片。

操作步骤①

●接好电源线

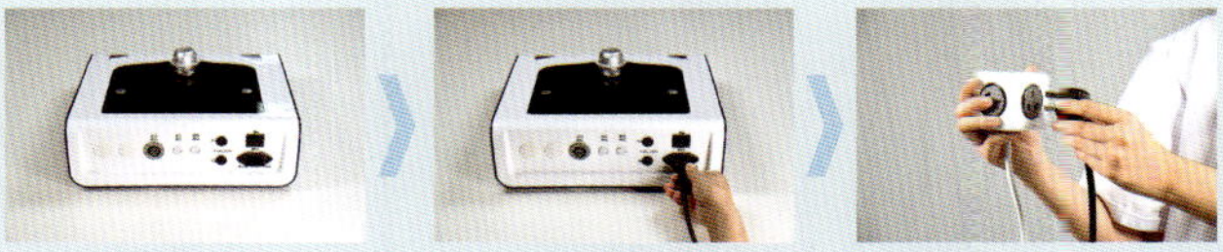

操作步骤②

●将吸附式电磁罐的6芯插头，插入主机背面的流动输出插孔，并把浸湿的黄色海绵垫覆盖于电磁罐之中

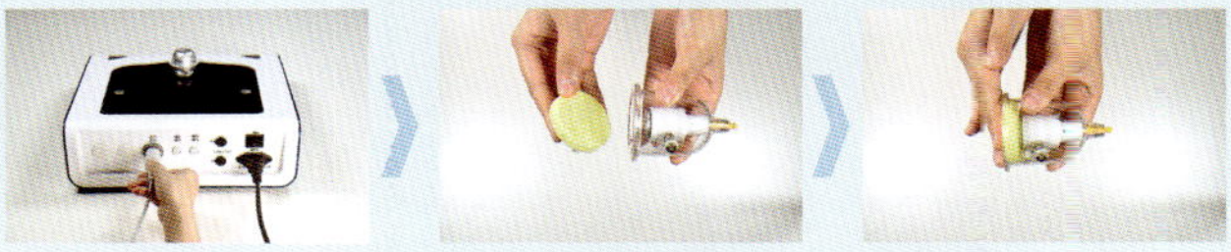

操作步骤③

●按照治疗部位的相关穴位，用抽气枪辅助进行布罐，并根据电磁能传导顺序连接好导联线

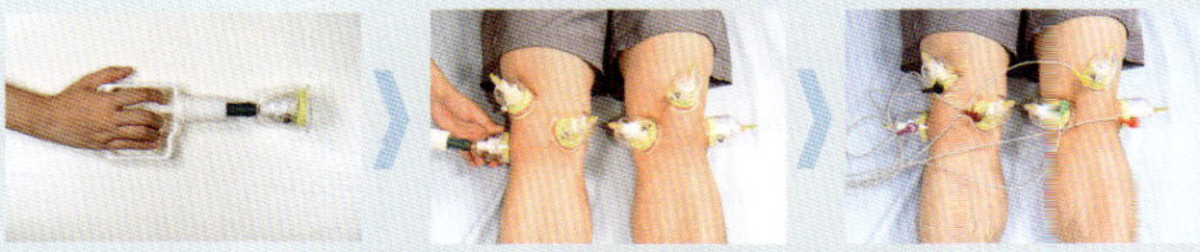

电磁能传导顺序：C1→C2→C3→C4→C5→C6

操作步骤④

●开机

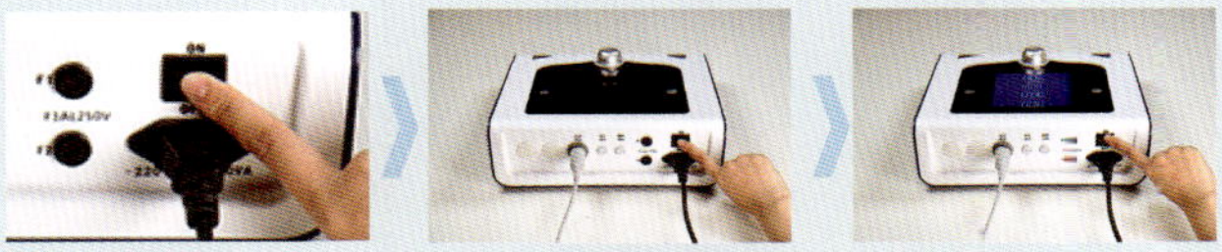

操作步骤⑤

●根据治疗需要，选择“叠加罐疗”或“动态走罐”模式

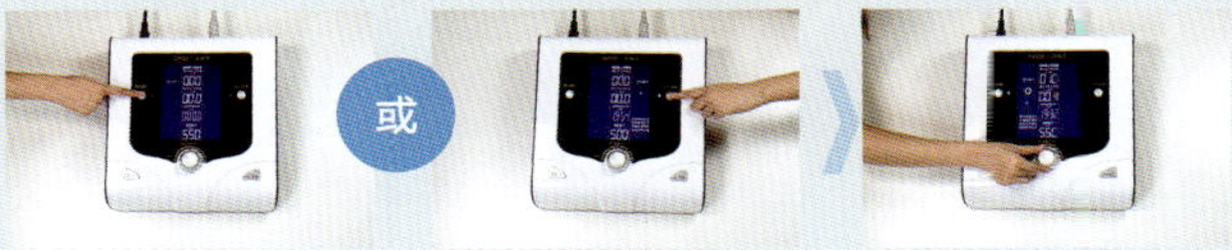

●根据患者病况，调节输出幅度至适当强度，进入治疗过程

●治疗中，可根据治疗需要调节速度（+/-）按钮

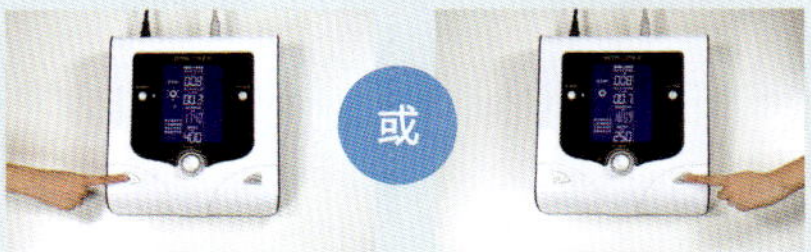

操作步骤⑥

●多部位逐次治疗，每个部位治疗时间以5～10分钟为宜

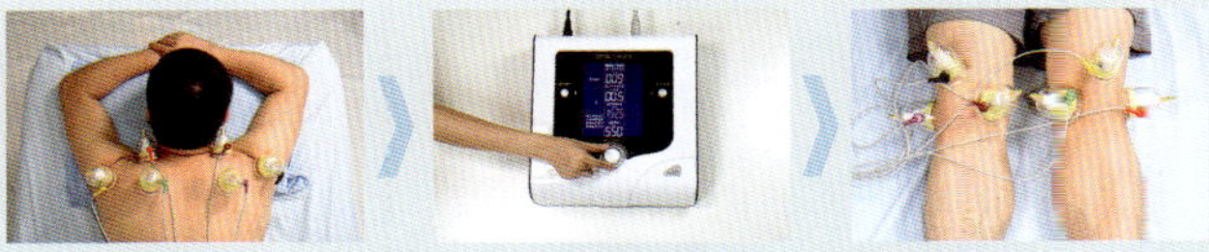

（注意：在治疗过程中转移治疗部位时，先将刺激剂量调至零，并断开导联线，然后按照操作步骤3重新布罐，再调升剂量，以减小患者产生的不适感）

操作步骤⑦

●治疗结束时，取下工具，关闭电源

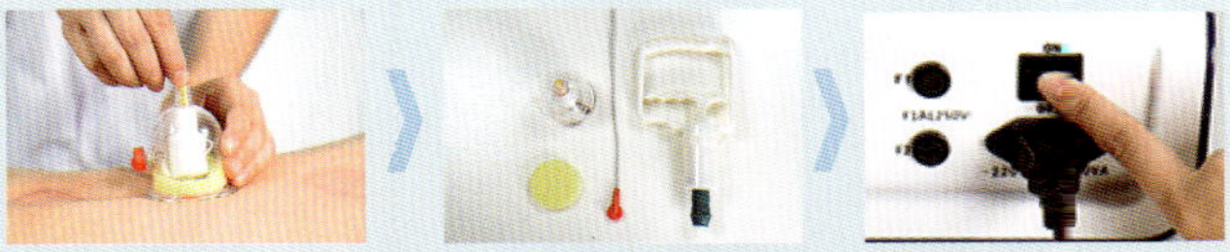

（注意：取下的黄色海绵垫，需要在治疗结束后及时清洗罐体边缘用酒精擦抹）

四、SD－J－E2 通用电磁能罐疗（组）机型的治疗示意图

对多部位的治疗示意图如下所示：

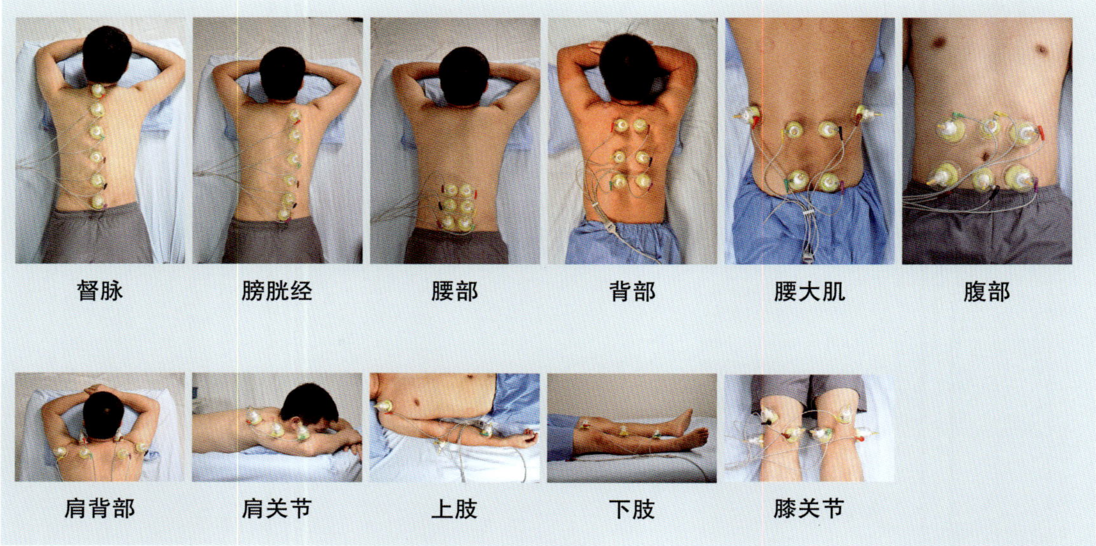

五、SD－J－E2 通用电磁能罐疗（组）机型的治疗部位和剂量

1. 治疗部位

治疗部位与治疗效果有着极为密切的关系。治疗作用的方式，可能是全身的，也可能是局部的，或者是全身和局部两者结合应用的。

局部主要指病变部位，如局限性炎症、损伤等。局部进行治疗应注意将病变部位置于物理能作用场内，但是，对于疼痛综合征、某些内脏或功能性疾病，则不应仅限于局部进行治疗，有时还应用全身治疗、上病下治、下病上治、左病右治、右病左治的原则，才能取得较好的治疗效果。

2. 治疗剂量

治疗剂量包含物理因子刺激强度和作用时间两个因素。剂量不同，治疗效果大不一样。大剂量会有抑制作用，小剂量会有兴奋作用。

小剂量可使网状内皮系统细胞吞噬能力增强，提高免疫能力，防止炎症发展，还能作用于血管系统，扩张血管，改善血液循环，加速渗出吸收。但过大剂量则可能使血管内皮肿胀。只有合适的剂量才能充分发挥物理因子的特异性作用，激发人体生理调节机制。而在应用较大剂量时，体内产生过多热量，则会抑制机体的某些生理调节机制。

应用剂量要恰到好处，以能产生治疗作用为限；应用大剂量要根据治疗需要，千万不

要误认为剂量愈大愈好，时间愈长愈好，感觉愈强烈愈好，这样会事与愿违。

六、SD－J－E2 通用电磁能罐疗（组）机型的治疗疗程

在低频电磁能量治疗过程中有些疼痛疾病很难一次达到理想效果，因而需要每日或隔日一次连续治疗，这就是治疗疗程。

低频电磁能量物理因子作用于人体之后，会产生记忆反应，经过多次积累或叠加产生效应，能产生持续疗效。疗程有长有短，这是由病情、治疗目的决定的。

一般来讲，急性病疗程短（2～4 次为一疗程），慢性病疗程长（10 次为一疗程）。一般使用数个疗程后，需设置一个间歇期，以利于患者机体重新调整恢复。疗程间歇期，一般为 3 天，累积作用强者，疗程短；累积作用弱者，疗程长；用于治疗者疗程短，对于需要进行多个疗程的慢性病患者，间歇期应当在 2 个疗程之间，长者可达到 1～2 个月。用于预防、保健者疗程长，可每周 2 次进行调理。

七、SD－J－E2 通用电磁能罐疗（组）机型的相关禁忌证

1. 不适宜和谨慎使用人群

（1）恶性肿瘤患者；

（2）月经期、孕期妇女等；

（3）严重高血压症状者；

（4）严重脑血栓急性发作患者；

（5）急腹症、大出血、活动性肺结核等患者；

（6）高热、急性热性病出现红肿热痛患者；

（7）有传染性疾病、严重皮肤病患者；

（8）心脏病、急性心肌梗死、内置心脏起搏器或支架术后患者；

（9）在 24 小时内有严重扭挫伤的患者。

2. 治疗过程注意事项

治疗过程中出现对药酒过敏或出现红肿、局部疼痛、头晕等不适时，应立即停止治疗。老幼体质弱者可适当调整治疗次数与时间。有皮肤知觉障碍者慎用。

温馨提示：电磁能刺激或电磁能药物导入治疗后，治疗部位会有发热的感觉。这是在电磁能及药物的作用下，细胞分子剧烈运动的现象，是电磁能转换为热能促进体内血液循环改善的生物反应。而血液循环的加快，促进了细胞的新陈代谢和病灶的修复，这需要营养和体液的补充，因此治疗后需注意保证休息并及时补充营养液体，如汤水、蜜糖水（糖尿病患者宜选用葡萄糖水）、淡盐水等。

第三节 全覆盖电磁垫脊柱矫健型临床应用指引手册

一、SD－J－E3 全覆盖电磁垫脊柱矫健型

1. 机型介绍

该机独特的功能是能够脊柱同治和流动治疗，打破了颈椎、肩周、腰椎、膝关节独立分治的局限性，能够进行颈、肩、腰和腿同步治疗，使治疗部位得到整体改善，填补国内整体治疗的空白。该机型配有关节电磁理疗垫和全覆盖式电磁理疗垫，其中全覆盖式电磁理疗垫是专为住院病人或长期卧床患者设计的，能有效改善患者背部血液循环，使整体治疗效果更佳。

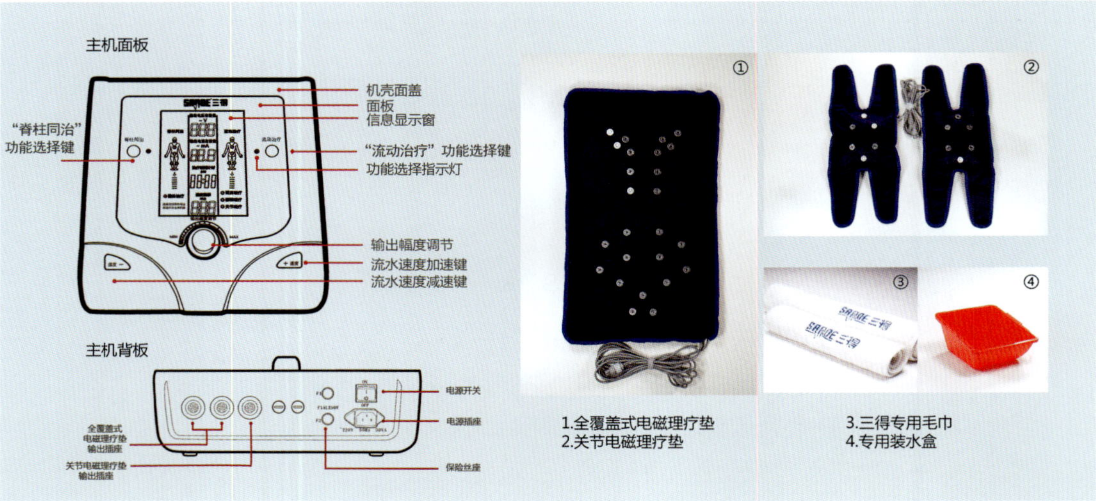

1.全覆盖式电磁理疗垫
2.关节电磁理疗垫
3.三得专用毛巾
4.专用装水盒

2. 主要功效

配合脊柱矫健型机进行脊柱区低频电磁疗法，通过对颈膨大或腰膨大进行低频电磁能刺激，能够有效解除上运动神经元损伤所致的四肢肌张力增高等病症和脊髓损伤所致的自主神经症状等。此外，该机亦可对躯干肌肉进行低频电磁能刺激，能够防治躯干肌肉萎缩、肌营养不良和血栓形成。

3. 适用场所

各级医院中医针灸科、疼痛科、骨科、康复医学科及体育运动队、体育健康中心、社区卫生服务中心、中医馆等。

二、SD－J－E3 全覆盖电磁垫脊柱矫健型的两大治疗模式

1. 脊柱同治

整体理疗应用于督脉经络走向的电磁（可药物）导入理疗。按下“脊柱同治”键，对应指示灯亮，表示工作状态。输出循环程序控制颈肩、腰椎、关节三个部位依次轮流工作。开机流水速度固定值为 100ms（推拿按摩时间），随后从 100～800ms 自动交替递进式调节，如需要临时改变推拿按摩时间，按“流水速度”键“＋”或“－”可以改变流水速度。显示屏显示：整体理疗，治疗时间为 40 分钟。理疗时间结束后有“嘀”一声并闪烁提示。

（注：脊柱同治功能如不需要治疗关节可以不连接关节垫，治疗仪会自动识别，关闭关节垫输出并减少 10 分钟治疗时间。）

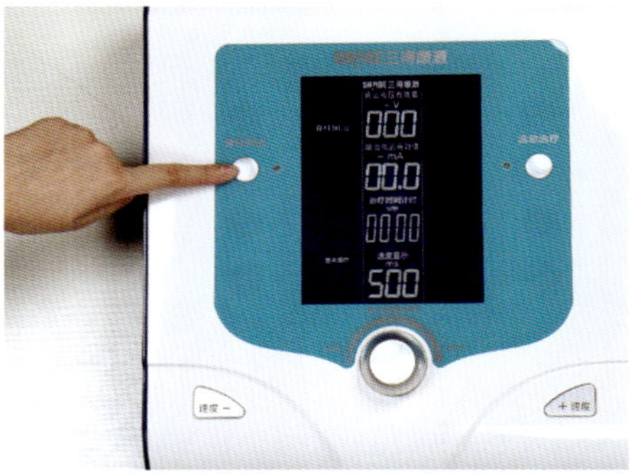

2. 流动治疗

按“流动治疗”键时，可任意选择使用各自独立 1 组的颈肩、腰椎、关节电磁垫对应部位治疗，对应的功能会在显示屏显示出来。

显示屏显示：流动治疗，定时 20 分钟。如不需要时，再按一下此键，该功能将停止工作。

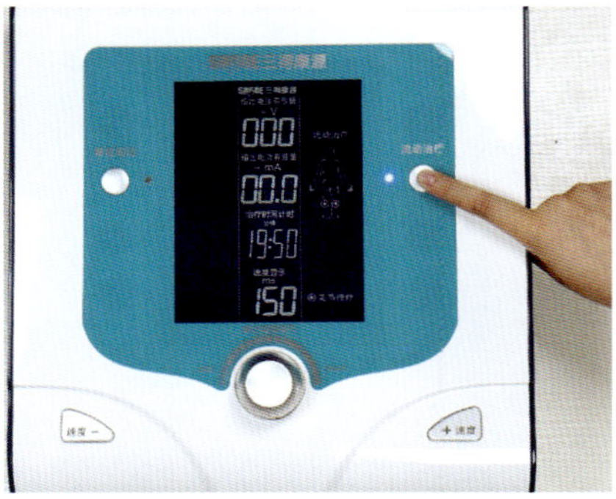

三、SD－J－E3 全覆盖电磁垫脊柱矫健型的治疗步骤

治疗及治疗前的准备工作有以下七个步骤，详见图片。

操作步骤①

●接好电源线

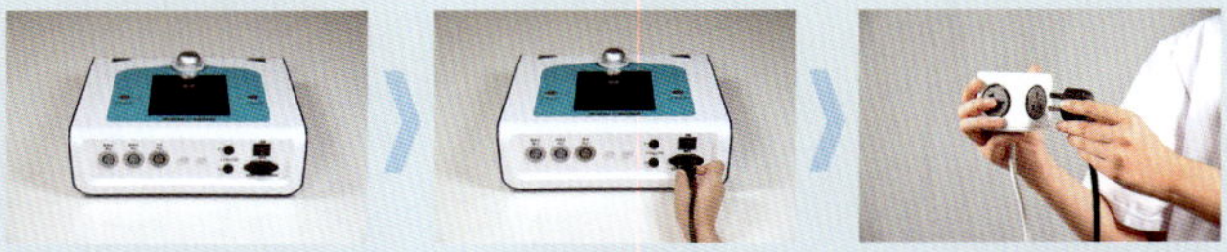

操作步骤②

●先将关节电磁理疗垫插头插入主机背面的流动输出孔

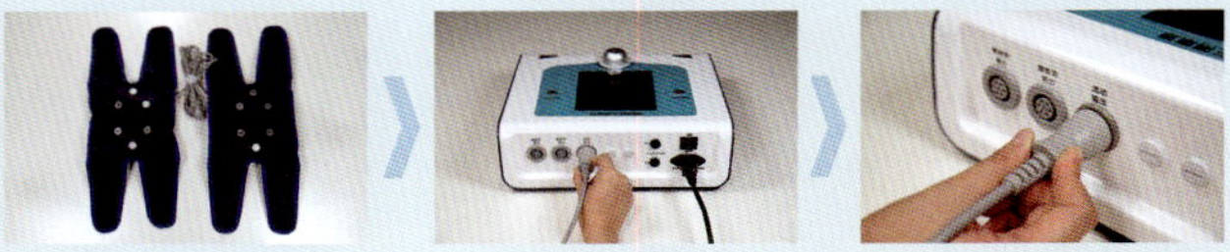

●将全覆盖式电磁理疗垫颈肩垫、腰椎垫插头分别插入主机背面相应输出孔

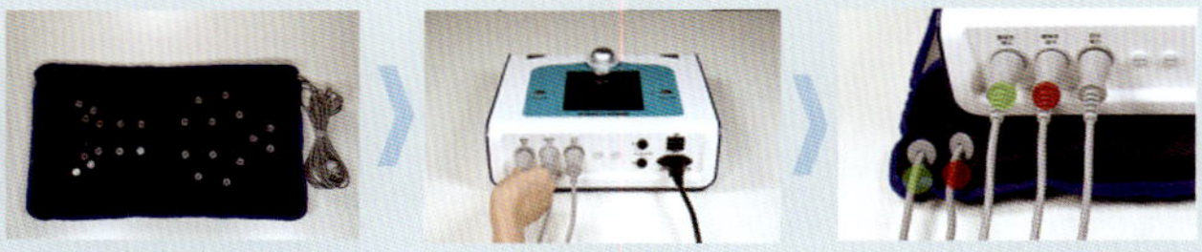

操作步骤③

●将全覆盖式电磁理疗垫和关节电磁理疗垫平放在理疗床上

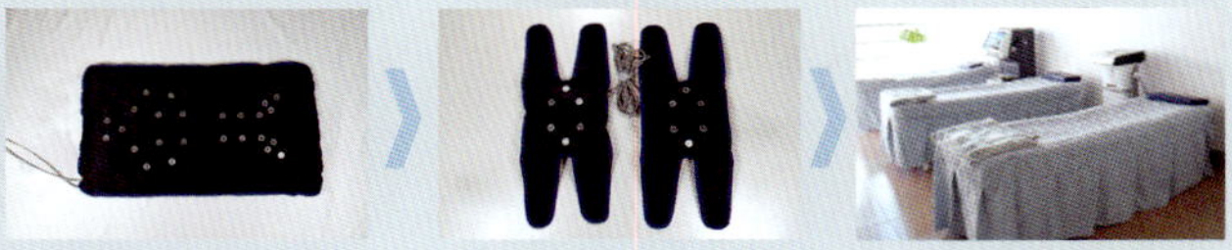

●将三得专用毛巾浸湿，并拧至半干，再根据理疗要求选用不同规格的湿巾覆盖于理疗垫上

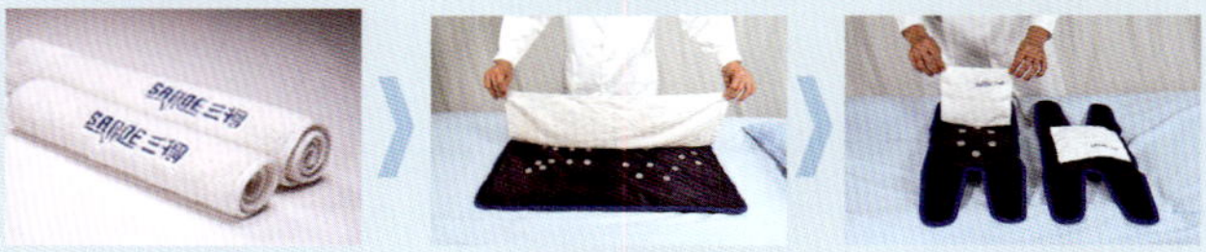

●将关节电磁理疗垫捆绑好，并平躺在全覆盖式电磁理疗垫上。（注意：覆盖在理疗垫上的毛巾一定要打湿，然后拧至半干）

操作步骤④

●开机

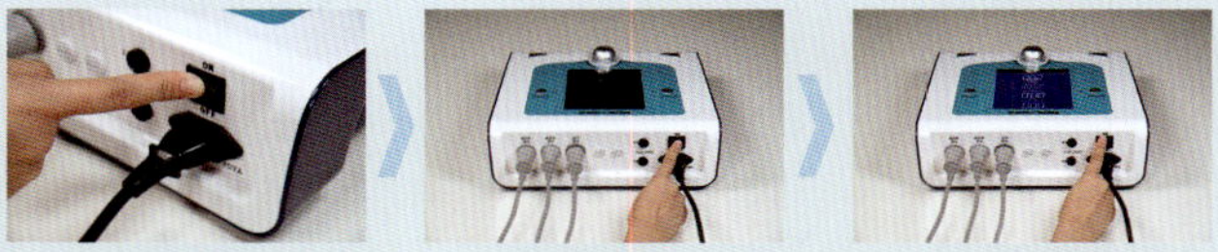

操作步骤⑤

●根据治疗需要，选择“脊柱同治”或“流动治疗”模式。
根据患者病况，调节输出幅度至适当强度，进入治疗过程

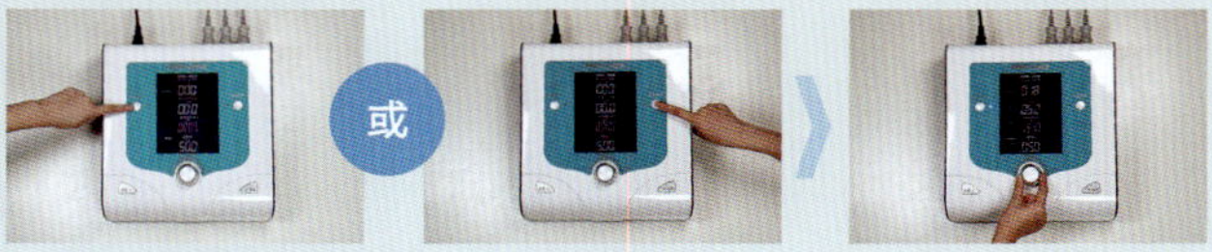

●治疗中，可根据治疗需要调节速度（+/-）按钮

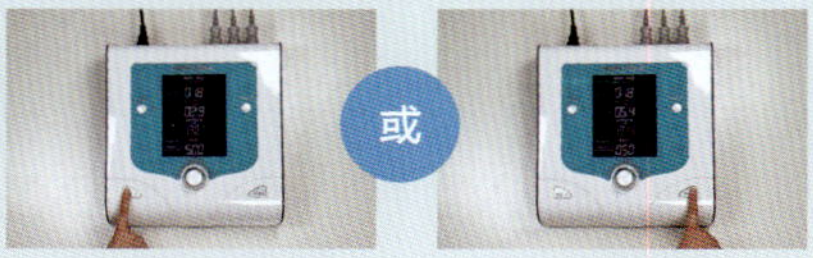

操作步骤⑥

●全覆盖式电磁理疗与关节电磁理疗可同步进行，也可单独进行

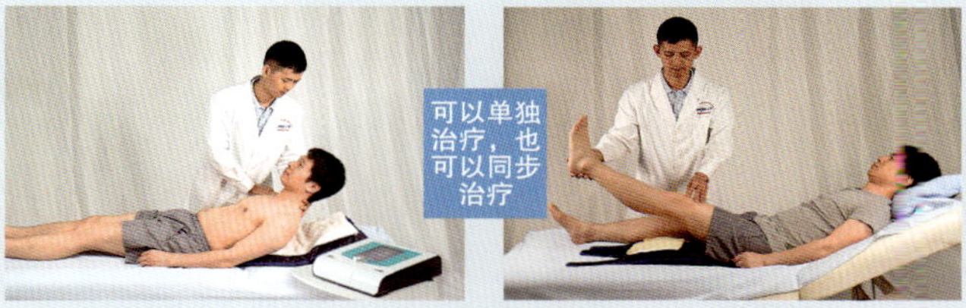

操作步骤⑦

●治疗结束时，取下工具，关闭电源

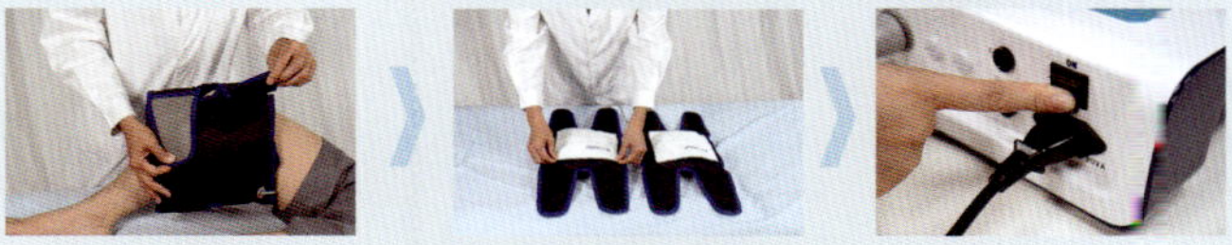

（注意：取下的三得专用毛巾，需要在治疗结束后及时清洗消毒）

四、SD－J－E3 全覆盖电磁垫脊柱矫健型的治疗示意图

对多部位的治疗示意图如下所示：

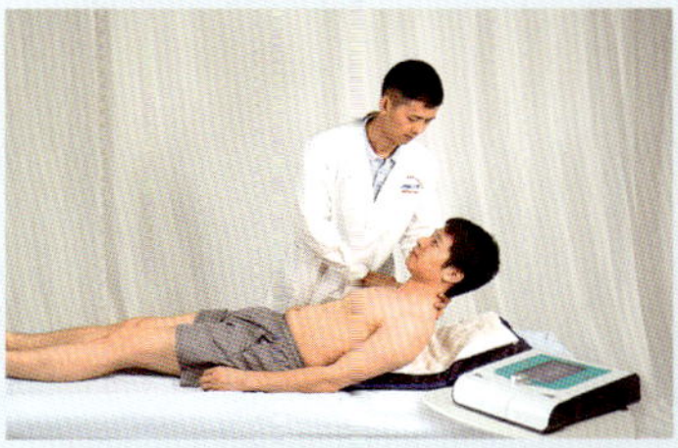

颈部、肩部、腰部、臀部治疗

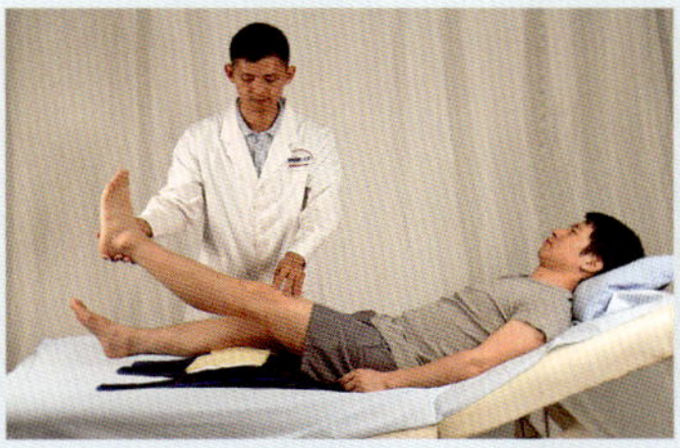

腿部治疗

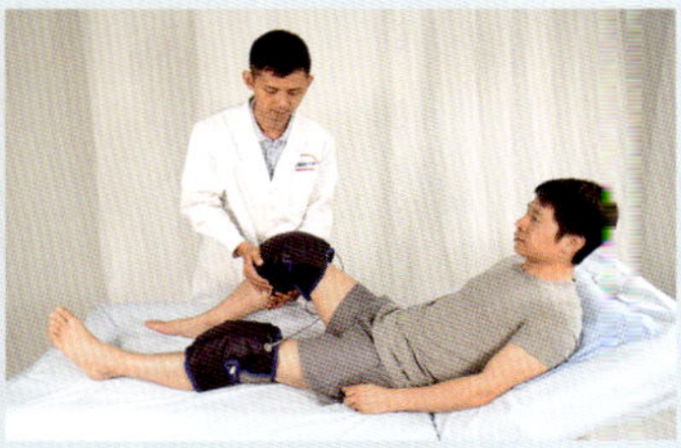

膝关节治疗

五、SD－J－E3 全覆盖电磁垫脊柱矫健型的治疗部位与剂量

1. 治疗部位

治疗部位与治疗效果有着极为密切的关系。治疗作用的方式，可能是全身的，也可以是局部的，或者是全身和局部两者结合应用的。

局部主要指病变部位，如局限性炎症、损伤等。局部进行治疗应注意将病变部位置于物理能作用场内，但是，对于疼痛综合征、某些内脏或功能性疾病，则不应仅限于局部进行治疗，有时还应用全身治疗、上病下治、下病上治、左病右治、右病左治的原则，才能取得较好的治疗效果。

2. 治疗剂量

治疗剂量包含物理因子刺激强度和作用时间两个因素。剂量不同，治疗效果大不一样。大剂量会有抑制作用，小剂量会有兴奋作用。

小剂量可使网状内皮系统细胞吞噬能力增强，提高免疫能力，防止炎症发展，还能作用于血管系统，扩张血管，改善血液循环，加速渗出吸收。但过大剂量则可能使血管内皮肿胀。只有合适的剂量才能充分发挥物理因子的特异性作用，激发人体生理调节机制。而在应用较大剂量时，体内产生过多热量，则会抑制机体的某些生理调节机制。

应用剂量要恰到好处，以能产生治疗作用为限；应用大剂量要根据治疗需要，千万不要误认为剂量愈大愈好，时间愈长愈好，感觉愈强烈愈好，这样会事与愿违。

第四节 个人自助穿戴机型临床应用指引手册

一、大循环调理与治疗理念

三得技术将祖国医学“治未病、治欲病、治已病”三个层次的医学主张落实到调理治疗功能上。该技术遵循中医“疏通”与“平衡”的整体治疗理念，通过疏通经络，加速血液循环，促进新陈代谢的治疗方法以促进身体功能自我修复、自我痊愈。

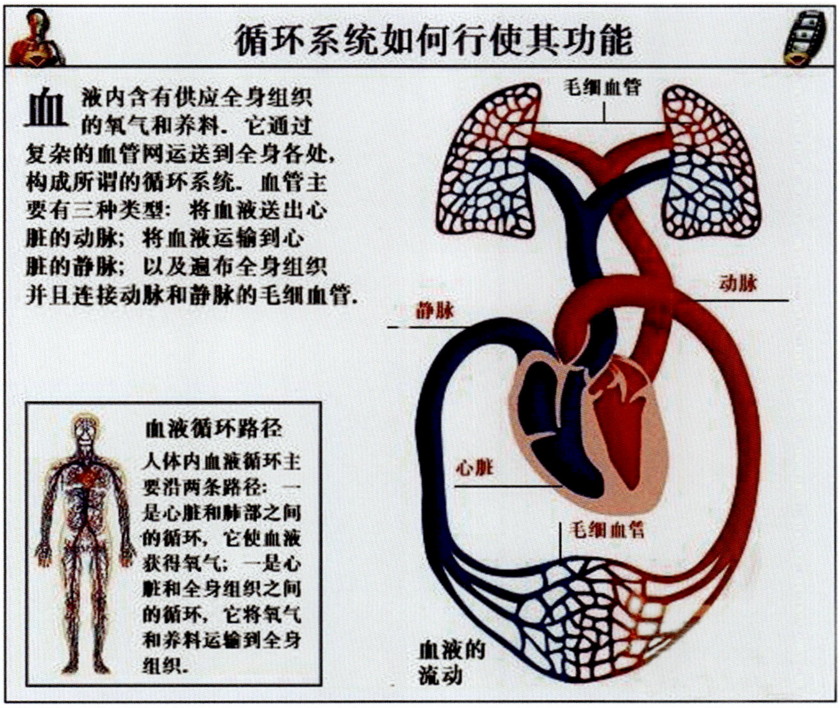

二、颈椎调理与治疗

颈椎位于脊椎上段，共有七节，它是整个脊椎活动最大的部分，是头部供血和神经信息传递的必经之地。当颈部的神经和血管受到挤压时，会出现头痛、眩晕、高血压、脑卒中、肩痛、鼻炎、失眠、记忆力衰退、肩颈酸痛、上肢麻木无力且冰凉等亚健康状况和疾病。

对症：颈椎病颈肌劳损、失眠多梦、视物模糊、记忆力减退、头痛头晕、偏头痛。

治疗仪对颈椎的调理与治疗示意图如下所示：

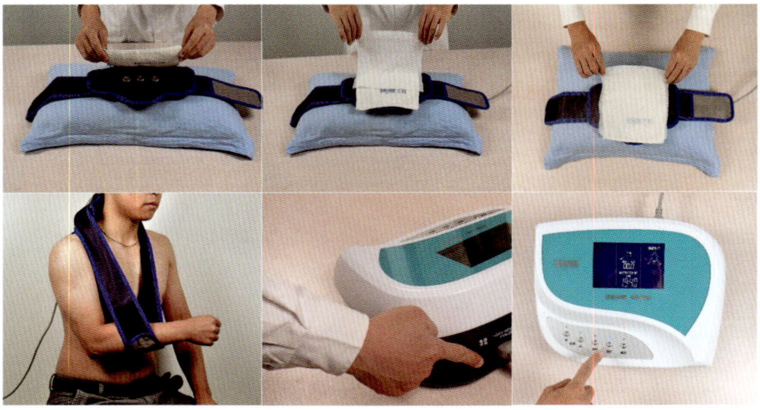

颈部调理示意图

三、手部调理与治疗

手掌部是手少阴心经、手厥阴心包经、手太阴肺经的通行之所，分布着曲池、曲泽、尺泽等穴位。当血液中代谢产物过多时，血液黏稠度增加，经脉气血易滞留在肘关节，经络不通，引起心火肺热亢盛，会出现咽喉肿痛、咳嗽痰黄、心烦失眠等证。手掌部的穴位可疏通经络气血，清热祛湿，安神利咽。将四指并拢，力度由轻到重，再由重到轻地连续按压，调理时要注意节奏，以感觉肘部微微发热、酸胀为宜。

对症：各种急慢性气管炎、上肢关节屈伸不利、心肌缺血、冠心病、心动过缓过速、神经衰弱、失眠健忘等心肺系统疾病。

治疗仪对手部的调理与治疗示意图如下所示：

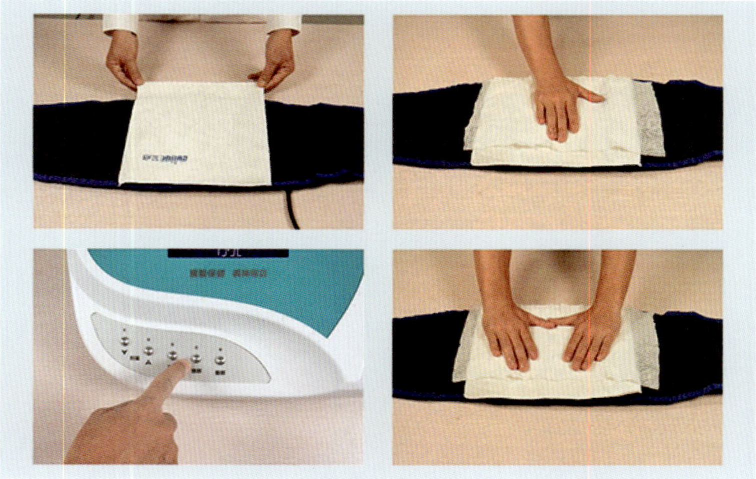

手部调理示意图

四、腰部调理与治疗

腰窝部就是腰部脊柱左右凹陷处，两侧分布夹脊穴和背俞穴。夹脊穴属于经外奇穴，背俞穴属于足太阳膀胱经穴，是脏腑之气输注之处，受到历代养生按摩的推崇。常调理腰窝可协调经络气血，调和脏腑。调理腰窝以沿着脊柱走向从上至下放置为宜。

对症：腰背痛、坐骨神经痛、肾虚、月经不调、痛经、腰肌劳损、阳痿早泄、下肢痹痛、中风后遗症。

治疗仪对腰部的调理与治疗示意图如下所示：

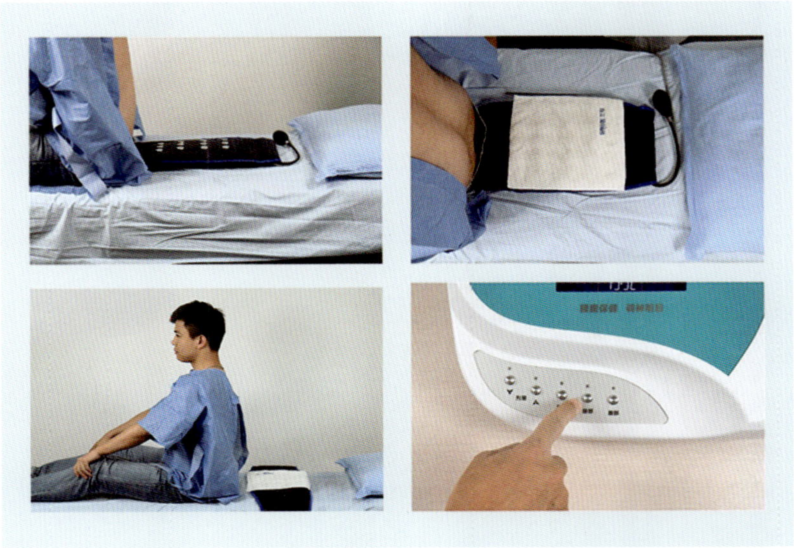

腰部调理示意图

五、腹部调理与治疗

腹部保健能消解脂肪堆积，改善脏腑功能，缓解三高症状。治疗胃、小肠、大肠时，将电磁垫沿生理方向按顺序将磁能导入，并将导入的时间周期从 100～800ms 分段设定，此时作用于胃肠的能量波形就是起伏波，是对平滑肌伸缩功能和促进胃肠蠕动功能最为有效的接收波。在这种起伏波上加载磁能，可迅速地改善胃、肠气血虚弱的状况和胃、肠功能紊乱状况，增强其吸收功能和排泄功能。这波形还对平滑肌组成的膀胱、子宫、膈及部分肺的功能有同样的作用。用三得电磁治疗仪治疗胃肠系统不仅能延缓胃肠功能的衰老，而且能促进该系统的血液循环，促进肠胃蠕动，对疼痛病症起到“荣则痛愈”的治疗效果。

对症：胃痛、胃胀、胃下垂、消化不良、食欲不振、脂肪肝、痛风、便秘、泄泻、痛经、月经不调、盆腔炎、肥胖。

治疗仪对腹部的调理与治疗示意图如下所示：

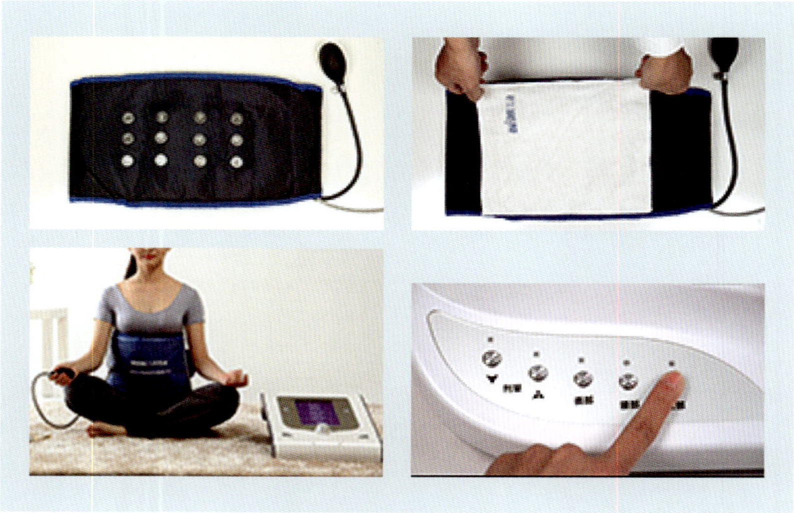

腹部调理示意图

六、小腿部调理与治疗

小腿部为十二正经中肝经、肾经、膀胱经经脉循行区域，调理小腿部不但可缓解腰背下肢关节疼痛、屈伸不利，还可加强人体的护卫作用，增强免疫力。

对症：风湿性膝关节炎、静脉曲张、下肢痹痛，酸软乏力、坐骨神经痛、夜尿多、水肿、高血压、跟骨痛、手脚冰凉。

治疗仪对小腿部的调理与治疗示意图如下所示：

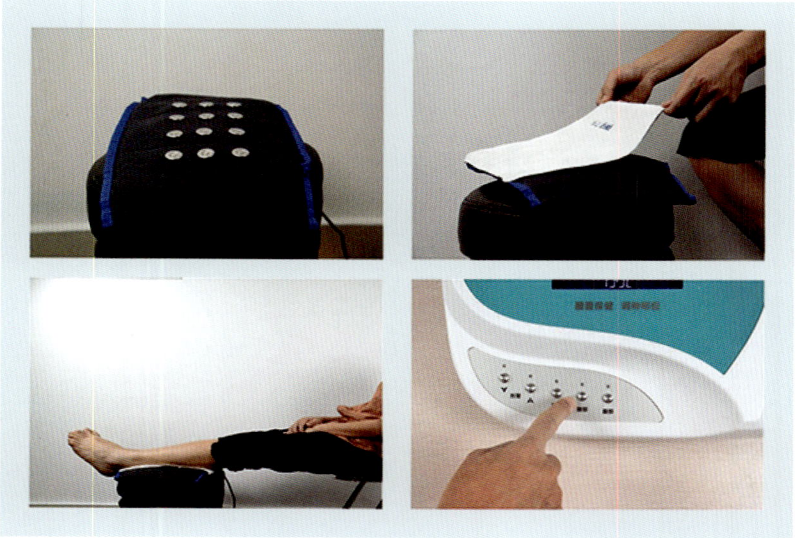

小腿部调理示意图

七、足部调理与治疗

“人老脚先老。”“寒从脚下起。”足部有无数神经末梢，与大脑紧紧相连，同时又密布众多血管，故有人的“第二心脏”之称。《黄帝内经》中说：“肾出于涌泉，涌泉者足心也。”脚窝里藏着人体保健要穴——涌泉穴，它位于足底部。本穴为肾经经脉的第一穴，在人体养生、防病、治病、保健等方面均有重要作用，调理足底部可使人精力旺盛，增强体质和防病能力。

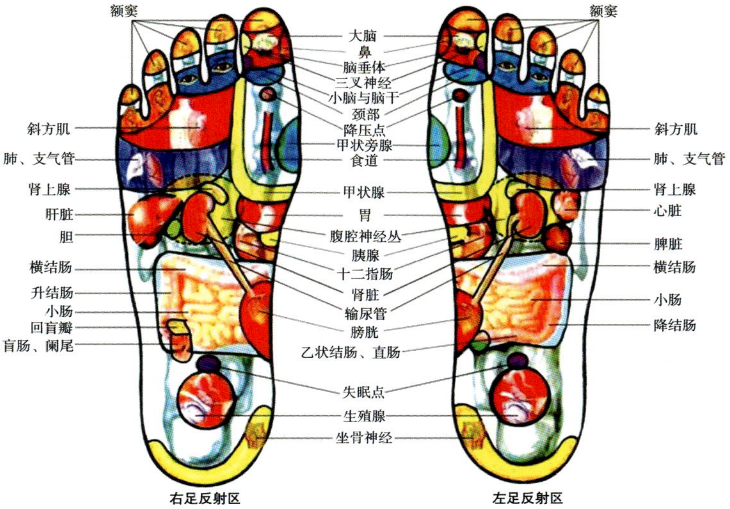

足部的重要

人之有脚，

犹似树之有根，

树枯根先竭。

人老脚先衰。

足部是人体的“第二心脏”，是人体的阴晴表，能够很准确地反映人体的健康状况。足疗是运用中医原理，集检查、治疗和保健为一体的无创伤自然疗法。

作用：使血脉畅通，调理脏腑，平衡阴阳，舒通经脉，强身健体，推迟衰老，祛病延年。治疗仪对足部的调理与治疗示意图如下所示：

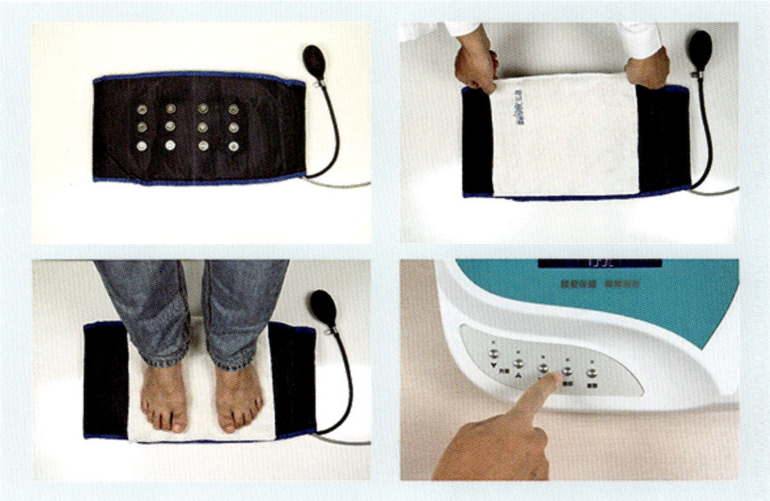

足部调理示意图

八、面部调理与治疗

眼窝处有睛明、攒竹、四白、承泣、丝竹空等诸多穴位，用无创探头按摩可降低眼压，缓解眼部疲劳，提高眼部机能，对近视、老视及用眼过度等引起的目赤昏花、视物不明有明显改善作用。按摩这些穴位还能镇静安神、改善头痛，也可延缓眼周皮肤衰老，预防皱纹出现。轻闭双目，用无创探头分别沿顺时针与逆时针缓慢旋转按摩眼皮 5 ~ 10 次，也可在相应穴位处轻按压约 1 分钟，安神止痛的效果更佳。

将热水泡好的面膜纸平敷于面部，后用热水调和面膜粉至糊状，均匀涂抹于面膜纸上。将覆盖毛巾的电磁垫放置于颈部，平躺于床上，开机选择“面部理疗”键，用探头在面膜纸上进行面部轮廓的平扫，易于吸收面膜的精华，等待 20 分钟后洗净。（注：敷面膜时间为 20 分钟，用探头进行 10 分钟的面部平扫后，可在手部再进行 10 分钟的平扫，放松手部肌肉。）

取下面膜洗净后，探头取适量护肤乳在面部涂抹，再放置于下巴承浆穴（面部，当颏唇沟的正中凹陷处）处，调节剂量大小（以舒适为主，一般电流控制 0.5 ~ 2mA 即可），从承浆穴开始，由内而外，从左到右，慢慢用探头按摩向脸颊、鼻子、额头逐步推进，另一只手进行辅助。（注：探头在按摩时紧贴面部；以下眼部为界，上面部比下面部小 1 ~ 2 个剂量；当感觉探头上的护肤乳快干时，需用探头再蘸取适量护肤乳。）

请注意：探头由上至下调理是淋巴排毒，由下至上调理是祛颈纹、提拉颈部线条。

对症：运用独创的高效双频电磁能探头，以“扫穴”手法刺激面部经络，可促进细胞新陈代谢、加快血液循环、恢复面部弹性、减轻色素沉着、缓解眼周疲劳、有效改善视力、快速通窍、缓解伤风感冒等。

治疗仪对面部的调理与治疗示意图如下所示：

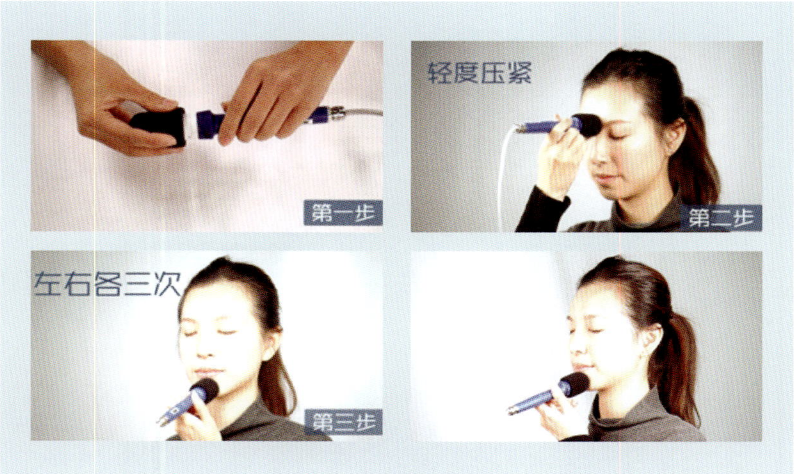

面部调理示意图

第五节 脊柱相关疾病全息图

脊柱相关疾病是指因脊柱及周围软组织力学失衡引起的各种疾病。它不仅涉及颈、肩、腰、腿痛，还涉及循环、呼吸、消化、神经、内分泌、免疫等系统的七十多种病症。脊柱相关疾病全息图如下所示：

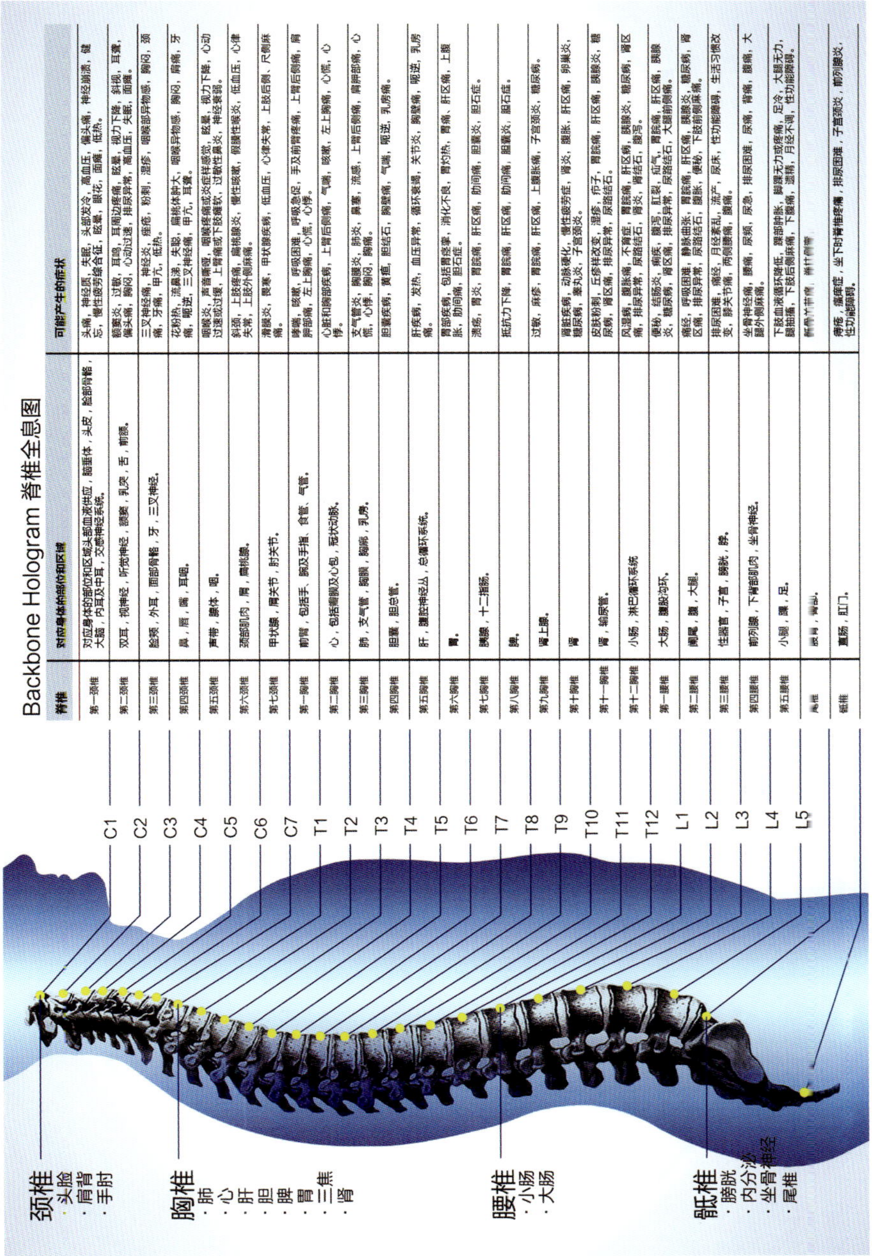

第六节　人体经络图解

“经络”，是人体经脉和络脉的统称，是中华医学傲世两千年的理论依据。

“经”犹如直行的路径，是经络系统的主干。“络”则有网络的含义，是经脉的细小分支。经络内属腑脏，外络肢节，行气血，通阴阳，沟通表里内外，网络周布全身，把人体各个部分联结成一个统一的整体，以保持其机能活动的协调、畅通和平衡。这种平衡一旦遭到破坏，就会导致疾病的发生。中医老话“痛则不通，通则不痛”，即以浅显的道理，说明了疏通经络与治病的关系。

经络的生理调节功能主要体现在哪里？中医“整体观”认为其：

①沟通表里上下，联系脏腑器官；

②通行气血，濡养脏腑组织；

③感应传导；

④调节身体器官的机能活动。

一、督脉

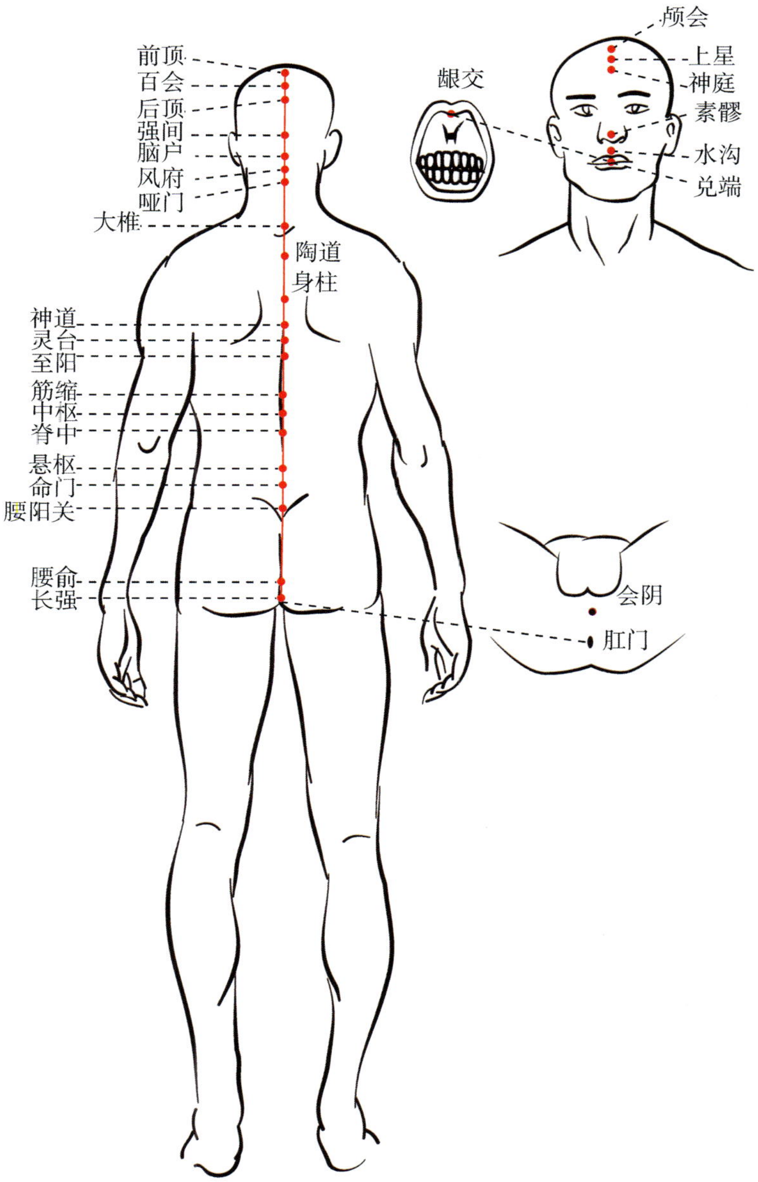
前顶
百会
后顶
强间
脑户
风府
哑门
大椎
陶道
身柱
神道
灵台
至阳
筋缩
中枢
脊中
悬枢
命门
腰阳关
腰俞
长强
龈交
囟会
上星
神庭
素髎
水沟
兑端
会阴
肛门

督脉

督脉属人体奇经八脉之一

督脉总督一身之阳经，六条阳经都与督脉交会于大椎。督脉有调节阳经气血的作用，故称为“阳脉之海”。主生殖机能，特别是男性生殖机能。

督脉起于小腹内胞宫（也有说起于长强穴），下出会阴部，向后行于腰背正中至尾骶部的长强穴，沿脊柱上行，经项后部至风府穴，进入脑内，沿头部正中线，上行至巅顶百会穴，经前额下行鼻柱至鼻尖的素髎穴，过人中，至上齿正中的龈交穴。

病候

督脉起于会阴，并于脊里，上风府，入脑，上巅，循额。邪犯督脉，则角弓反张，项背强直，牙关紧闭，头痛，四肢抽搐，甚则神志昏迷，发热，苔白或黄，脉弦或数。督脉上行属脑，与足厥阴肝经会于巅顶，与肝肾关系密切，督脉之海空虚不能上荣于充脑，髓海不足，则头昏头重，眩晕，健忘；两耳通于脑，脑髓不足则耳鸣耳聋；督脉沿脊上行，督脉虚衰，经脉失养，则腰脊酸软，佝偻形俯；舌淡，脉细弱为虚衰之象。督脉主司生殖，为“阳脉之海”，督脉阳气虚衰，推动温煦及固摄作用减弱，则背脊畏寒，阳事不举，精冷薄清、遗精。女子小腹坠胀冷痛、宫寒不孕，腰膝酸软，舌淡，脉虚弱亦为虚象。

主治

神志病，热病，腰骶、背、头项局部病症及相应的内脏疾病。如颈项强痛、角弓反张等症。督脉督一身之阳气，只要是阳气衰弱，都可以在督脉上找到合适的穴位进行治疗。

二、任脉

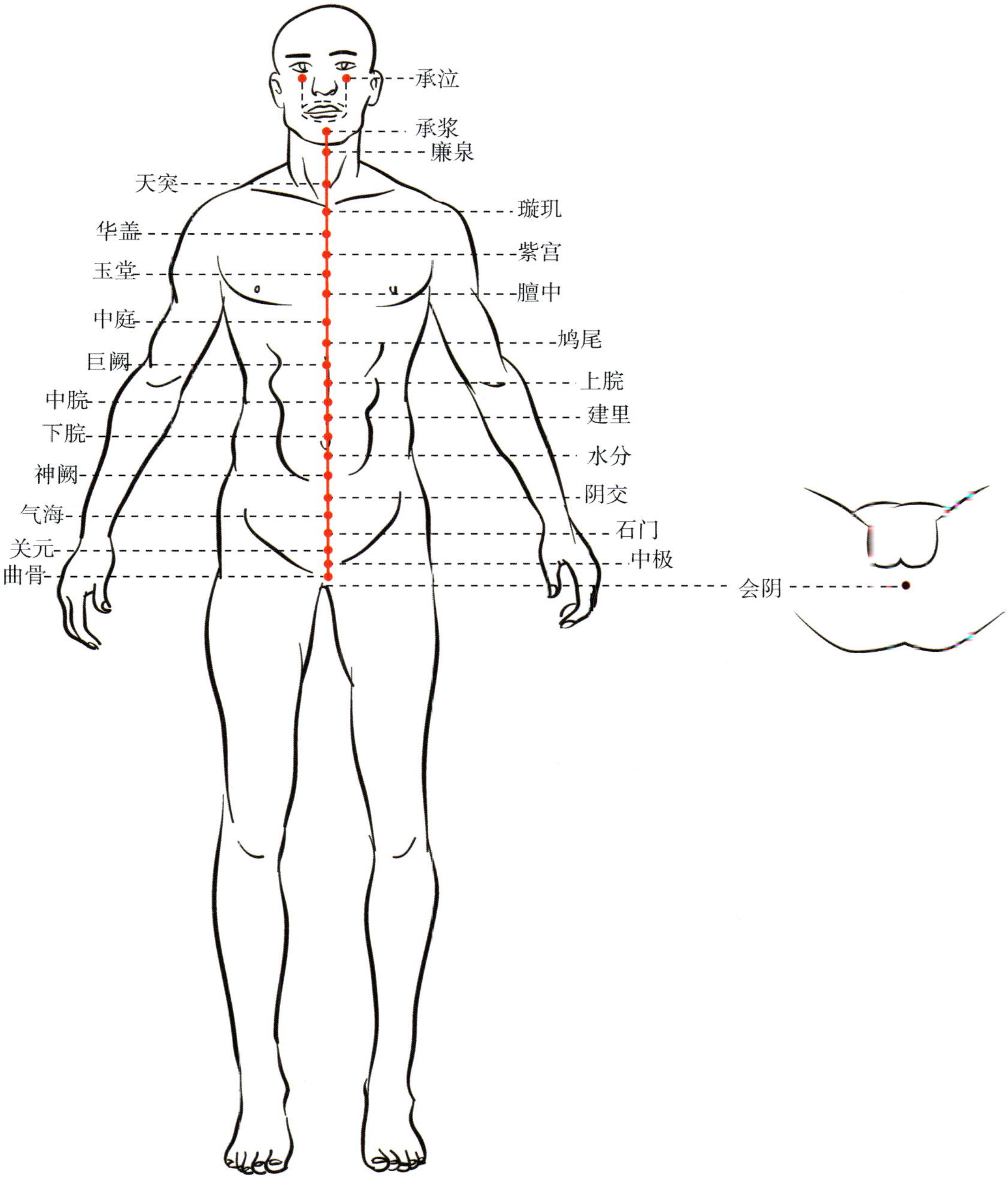
承泣
承浆
廉泉
天突
璇玑
华盖
紫宫
玉堂
膻中
中庭
鸠尾
巨阙
上脘
中脘
建里
下脘
水分
神阙
阴交
气海
石门
关元
中极
曲骨
会阴

任脉

任脉属人体奇经八脉之二

此经主要有调节阴经气血、调节月经的作用，主要治疗经脉循行部位的相关病症。

任脉起于小腹内胞宫，下出会阴部，经阴阜，沿腹部正中线向上经过关元等穴，到达咽喉部（天突穴），再上行到达下唇内，环绕口唇，交会于督脉之龈交穴，再分别通过鼻翼两旁，上至眼眶下（承泣穴），交于足阳明经。

作用

总任一身之阴经，调节阴经气血，为“阴脉之海”：任脉循行于腹部正中，腹为阴，说明任脉对一身阴经脉气具有总揽、总任的作用。另外，足三阴经在小腹与任脉相交，手三阴经借足三阴经与任脉相通，因此任脉对阴经气血有调节作用，故有“总任诸阴”之说。

调节月经，妊养胎儿：任脉起于胞中，具有调节月经，促进女子生殖功能的作用，故有“任主胞胎”之说。

主治

此经腧穴主要配合治疗少腹、脐腹、胃脘、胸、颈、咽喉、头面等局部病症和相应的内脏病症，部分腧穴有强壮作用可治疗神志病症。

三、手太阴肺经（寅时：3—5时）

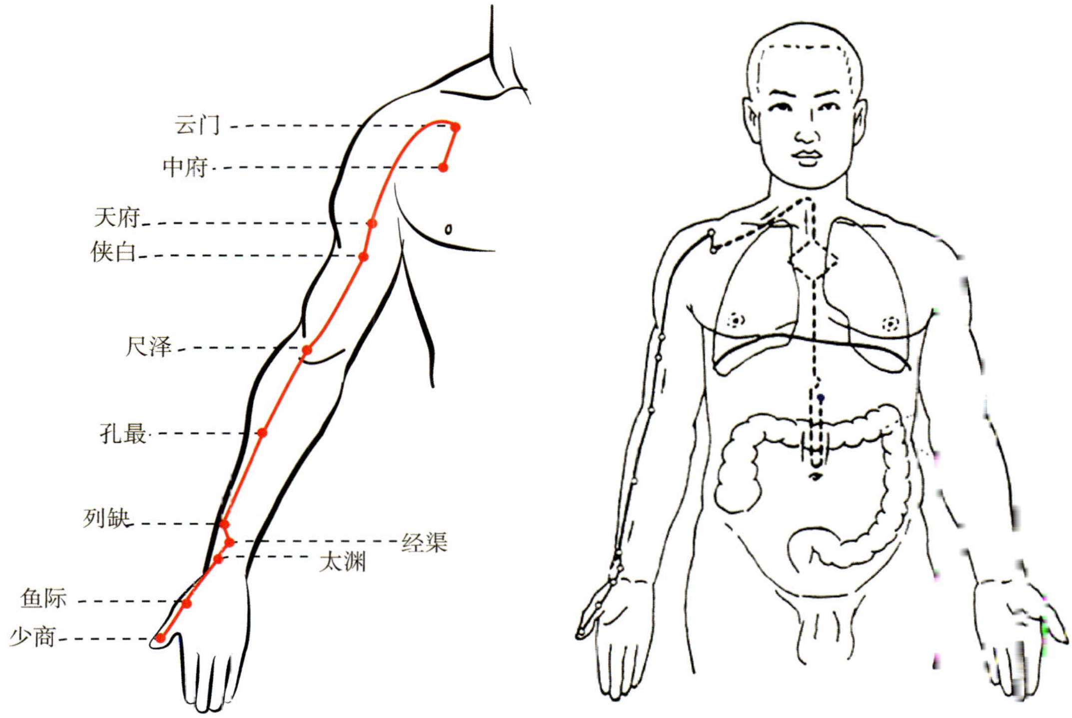

手太阴肺经

循行

起于胸部的中府穴，从胸走手，行于上肢内侧前缘，止于大拇指桡侧的少商穴。

作用

肺主气、司呼吸、外合皮毛。开窍于鼻。太阴之气有润泽皮毛肌肤、抵御外邪的作用。

病候

（1）经络症：伤风、怕风、自汗；肩臂内侧、前缘肿痛；麻痹；厥冷。

（2）脏腑症：咳嗽；短气上气；胸闷喘气；肺绝则皮毛干枯、毛发脱落。

主治

（1）呼吸系统疾病。

（2）头面五官疾病。

（3）经脉所过疾病。

肺的功能

宣发：氧气、营养、助心行血、营养全身。

皮毛：润养肌肤、抗御外邪。

肃降：废物经过大肠而成大便，水分经过肾而成小便。

四、手阳明大肠经（卯时：5—7 时）

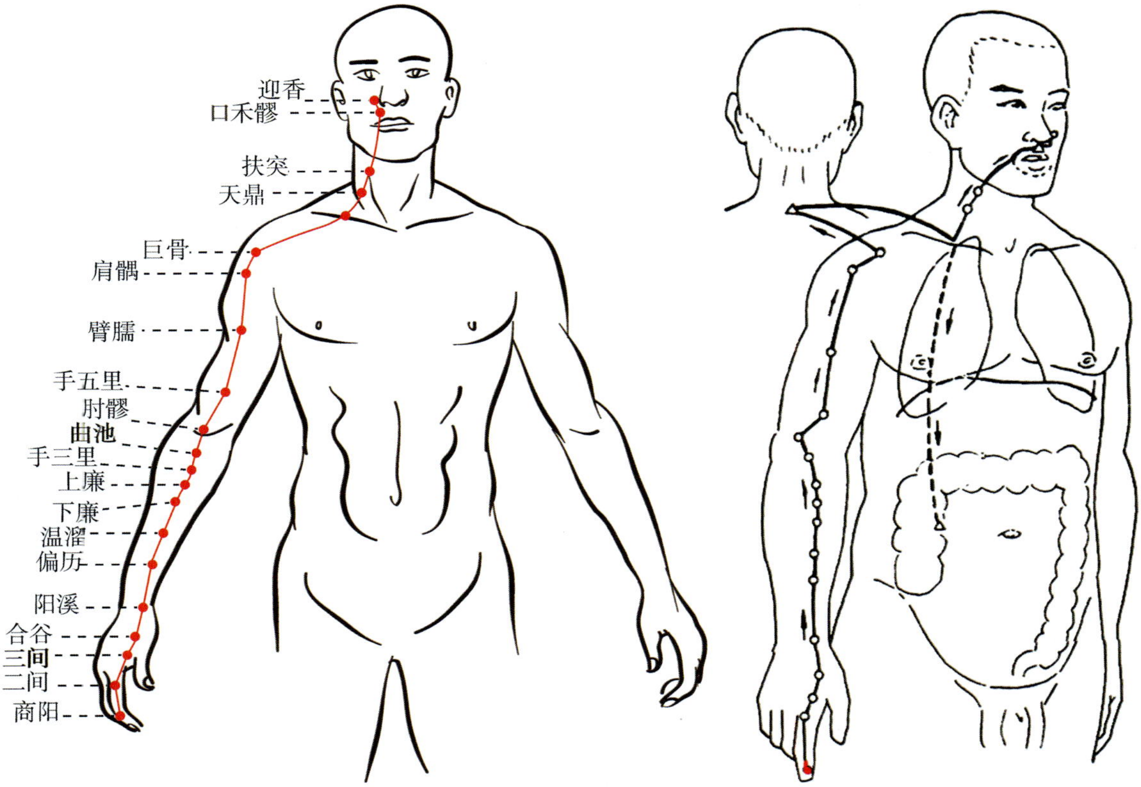

手阳明大肠经

循行

起于食指桡侧甲角旁的商阳穴，从手走头，沿食指赤白肉线，经合谷走手外侧前缘，经缺盆、大椎，止于鼻旁的迎香穴。

作用

大肠司传送，主吸收津液，排除糟粕。

病候

（1）经络症：牙痛、头痛、咽痛、肩周痛及沿经脉所过的痛症。

（2）脏腑症：大便不利、肠鸣、便秘、便溏、大肠绝则泄泻无度。

主治

（1）呼吸系统疾病。

（2）消化系统疾病。

（3）头面五官疾病。

（4）过敏性疾病。

五、手厥阴心包经（戌时：19—21 时）

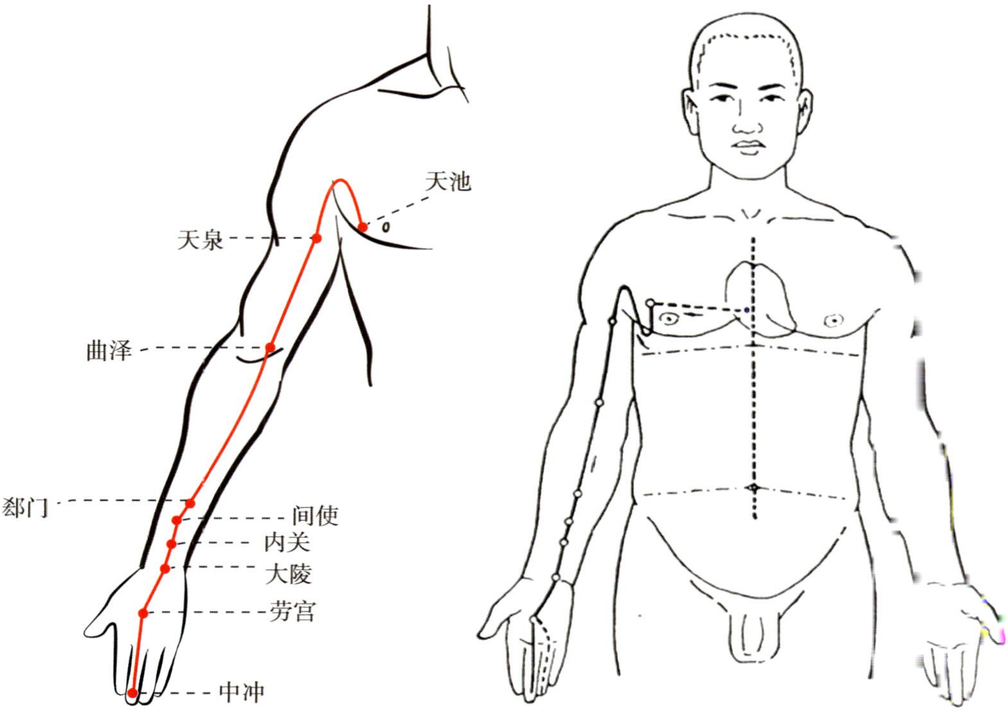

手厥阴心包经

循行

起于乳头外开 1 寸天池穴，行于上肢内侧正中线，止于中指尖端的中冲穴。

作用

心包是心的外卫，有保护心脏，“代心行令”的功能，病理上有“代心受邪”的作用。

病候

（1）经络症：失眠，多梦，易醒难入睡，健忘，口疮口臭，全身痛痒等。

（2）脏腑症：心烦、心悸、心痛、心闷、面赤、神志失常等。心包气绝则眼大无神直视，形体萎黄如烟熏。

主治

（1）心脑血管疾病。

（2）精神、神经精神疾病。

（3）经脉所过疾病。

心包的功能

代心行令。主持精神意识活动，护卫心脏，代心受过。

六、手少阳三焦经（亥时：21—23 时）

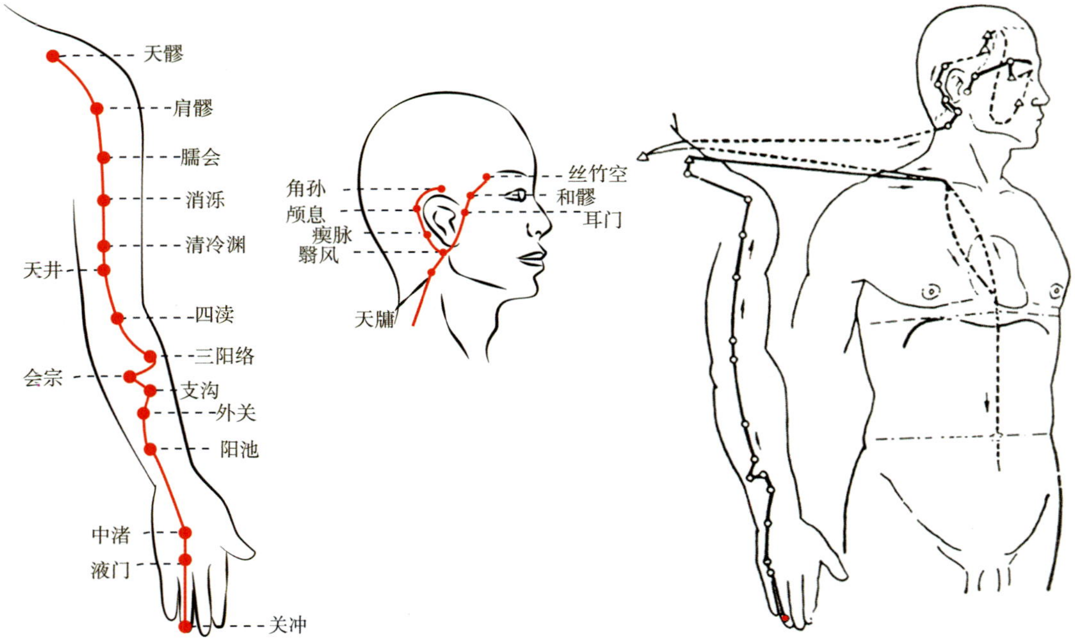

手少阳三焦经

循行

起于无名指尺侧指甲角旁的关冲穴，经上肢外侧正中线，经颈项绕耳后，止于眉梢的丝竹空穴。

作用

通调上、中、下三焦。

病候

（1）经络症：偏头痛、耳鸣耳聋、咽喉肿痛、眼痛等头面五官症疾，以及沿经络所过的颈项痛、肩背痛、肘臂痛等运动障碍。

（2）脏腑症：偏头痛、耳鸣耳聋、咽喉肿痛、眼痛等头面五官症疾，以及沿经络所过的颈项痛、肩背痛、肘臂痛等运动障碍。

主治

（1）头面五官疾病。

（2）经脉所过疾病。

三焦的功能

通调水道。上焦：心、肺。中焦：脾、胃、肝、胆。下焦：肠、肾、膀胱。

七、手少阴心经（午时：11—13 时）

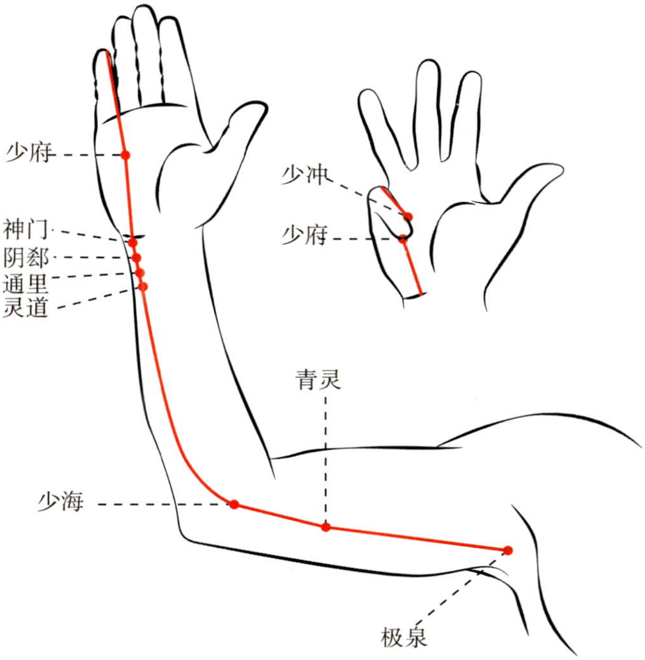

手少阴心经

循行

起于腋窝下的极泉穴，从胸走手，沿上肢内侧后缘，下行至肘窝内侧。抵达于手掌后，进入手掌内侧后缘，至小指末端，止于小指桡侧指甲旁少冲穴。

作用

心藏神，主血脉。开窍于舌。有主持精神意识活动和维持血液正常运行的功能。

病候

（1）经络症：失眠，多梦，易醒，难入睡，健忘，痴呆，并沿心经所过的疼痛、麻痹，厥冷，血压不稳。

（2）脏腑症：心烦，心悸、心翳、心闷，心痛。心气绝则头发不泽、人瘦面色晦暗。

心经的功能

心主神志，主血脉，主持精神意识活动和承受外界各种变化；维持血液的正常运行，供应养分，运转废物。

八、手太阳小肠经（未时：13—15 时）

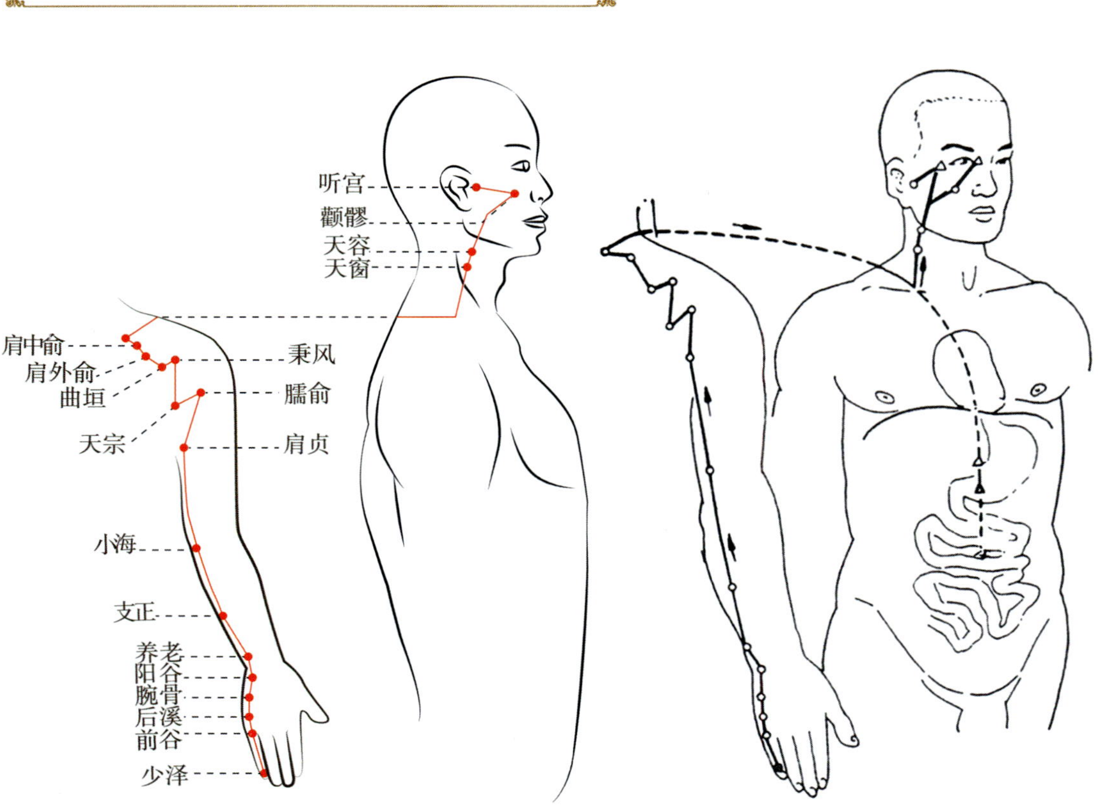

手太阳小肠经

循行

起于小手指尺侧指甲角旁少泽穴，从手走头，行于上肢外侧后缘，经肘内两骨之间，上绕肩胛，经面颊，止于耳屏前方的听宫穴。

作用

小肠受盛化物、泌别清浊。

病候

（1）经络症：耳聋、目黄、口疮、咽痛、下颌和颈部肿痛，以及沿经脉所过的手肩疼痛。

（2）脏腑症：绕脐而痛、心烦心闷、腰脊痛引睾丸疝气、小便赤涩、尿闭尿血，小肠气绝则自汗不止。

主治

（1）头面五官疾病。

（2）经脉所过疾病。

生理功能

食物：小肠受盛、泌清，食物营养、脾、气血。

别浊：食物的废物，大肠。

九、足阳明胃经（辰时：7—9时）

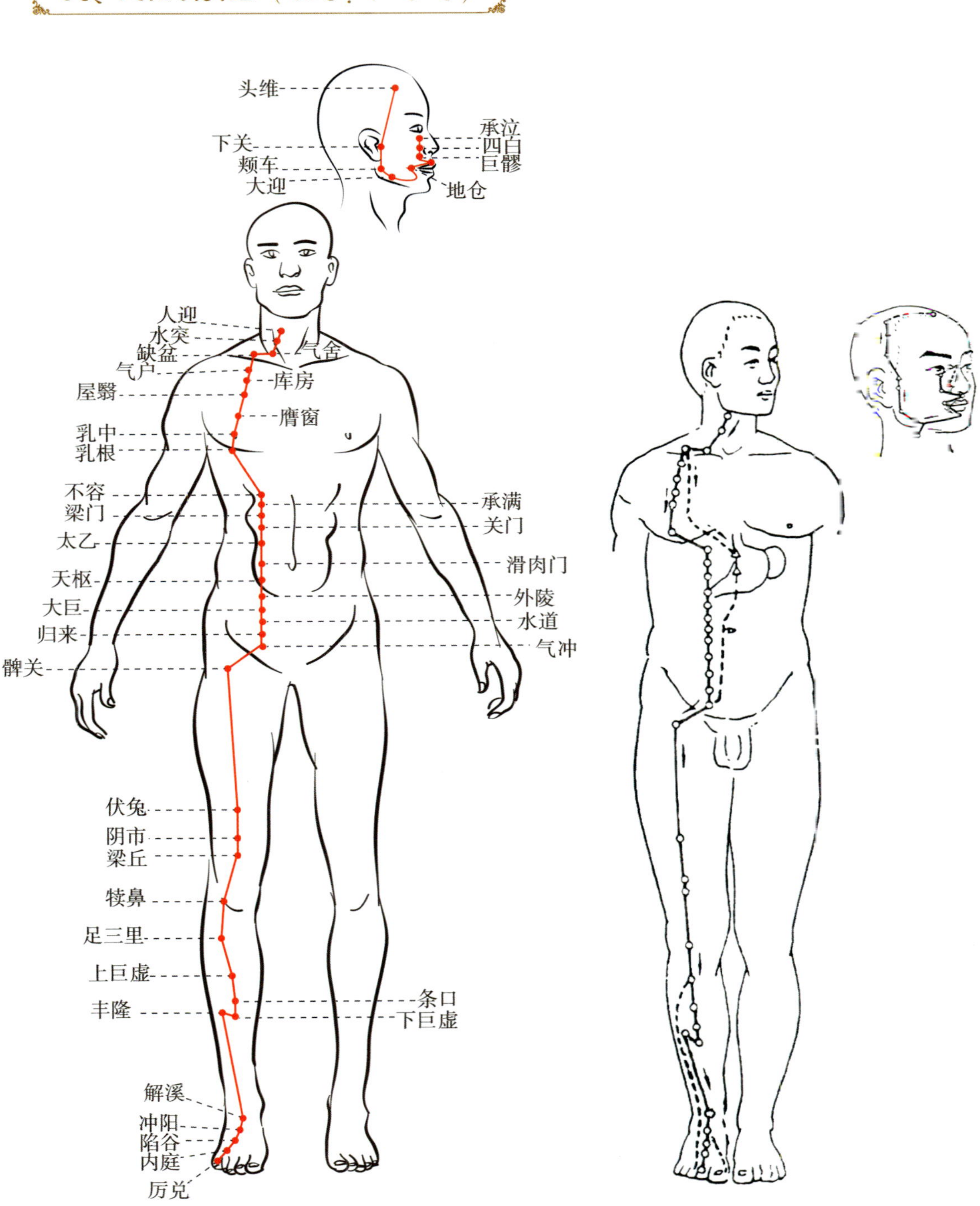

足阳明胃经

循行

起于眼眶下的承泣穴，从头走足，在胸部距正中线 4 寸，在腹部距正中线 2 寸，沿大腿外侧前沿直下，止于足二趾外侧甲角旁的厉兑穴。

作用

胃主受纳、腐熟、消化水谷，司升清降浊，为后天之本，化生气血之源。

病候

（1）经络症：热病发狂，咽痛颈肿，口唇生疮及循胃经所过之肿痛、麻痹、厥冷、风湿关节痛。

（2）脏腑症：胃痛、呕吐吞酸、食难消化，胃气竭绝则不能纳谷。

主治

（1）消化系统疾病。

（2）头面五官疾病。

（3）沿经脉所过痛症。

十、足太阴脾经（巳时：9—11 时）

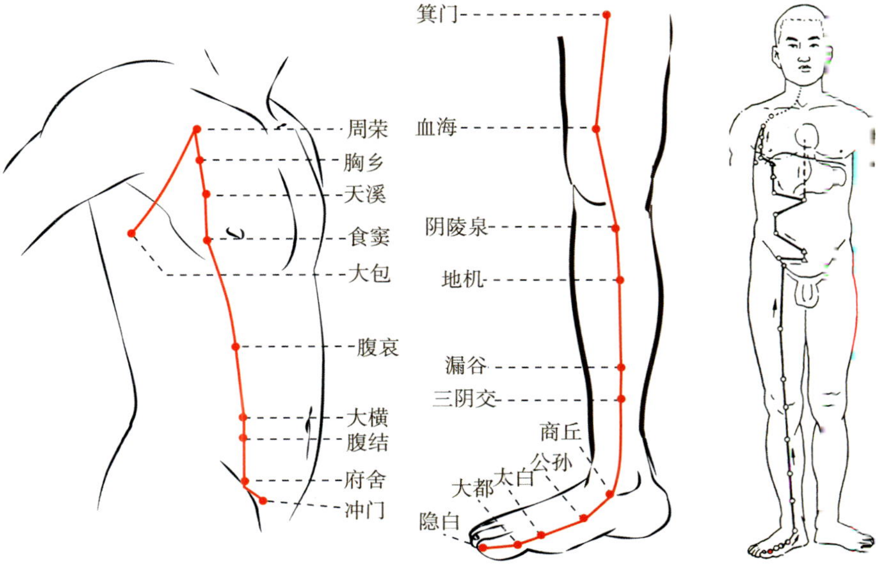

足太阴脾经

循行

起于足趾内侧甲角旁的隐白穴；从足走胸，经足内侧内踝前方，行于下肢内侧前缘；在腹部行于脐旁四寸上行至胸，在胸部行任脉旁 6 寸；止于腋旁大包穴。

作用

脾主肌肉，司运化，为后天气血生化之源。其功能在于运化精微物质和协助肾转化水湿。

病候

（1）经络症：脾经不畅，容易湿重疲倦，全身困重，四肢无力，并沿经脉所过大腿、膝、足趾肿胀，麻痹，怕冷。

（2）脏腑症：脾经功能下降，脘腹胀满，不思饮食，呕吐嗳气，便溏，食难消化。脾气绝则肌肉松软、消瘦萎缩。

主治

（1）消化系统疾病。

（2）泌尿生殖系统疾病。

（3）经脉所过疾病。

生理功能

脾经运化，助心肺转化：营养、气血、全身、水湿 、肾、小便。

十一、足少阳胆经（子时：23 时—次日 1 时）

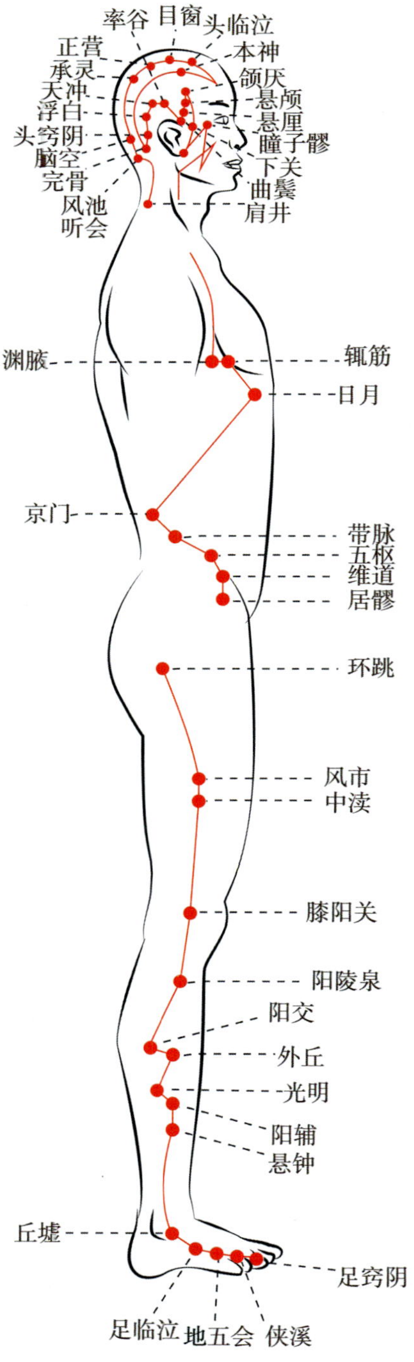

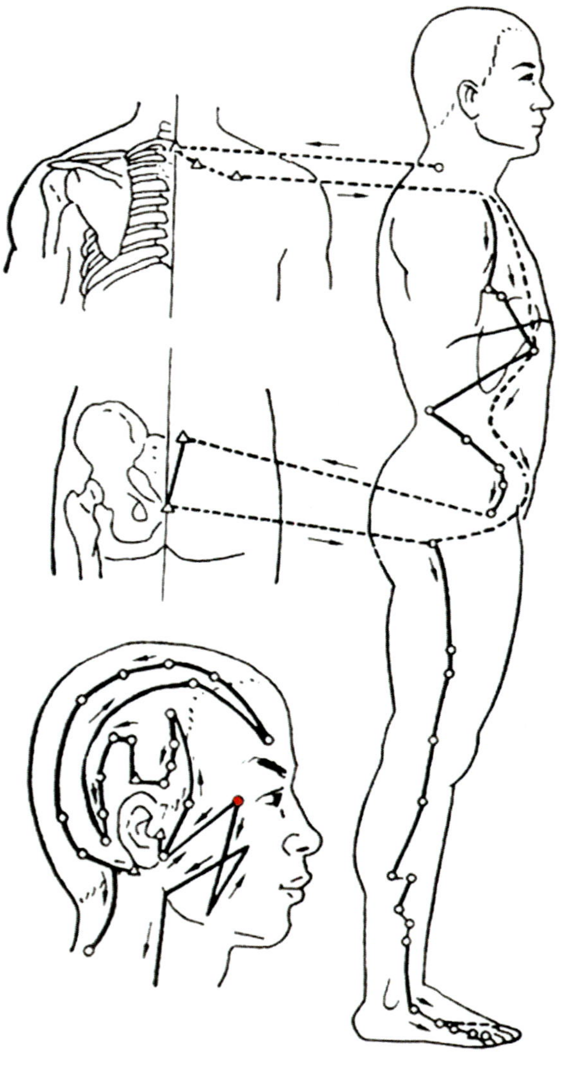

足少阳胆经

循行

起于眼外眦角的瞳子髎穴，上行至额角，环绕侧头部，向下循行于耳后，至肩入缺盆，下至腋窝，过胸部到季肋，下行至髂关节环跳穴，再沿下肢外侧中间，经膝外侧腓骨前缘，外踝前方到足背，止于第四趾外侧端的足窍阴穴。

作用

疏泄一切胃肠滞积，帮助食物消化、修复胃肠疾病。

病候

（1）经络症：口苦口干，偏头痛，白发、脱发，怕冷怕热，沿经脉所过的缺盆和腋下肿痛，膝、踝关节痛，坐骨神经痛。

（2）脏腑症：胸胁苦满，胆怯易惊，不欲饮食，善叹息，失眠、易怒，皮肤萎黄、便秘等。胆气绝则眉倾毛落。

主治

（1）肝胆疾病。

（2）头面五官疾病。

（3）经脉所过疾病。

十二、足厥阴肝经（丑时：1—3时）

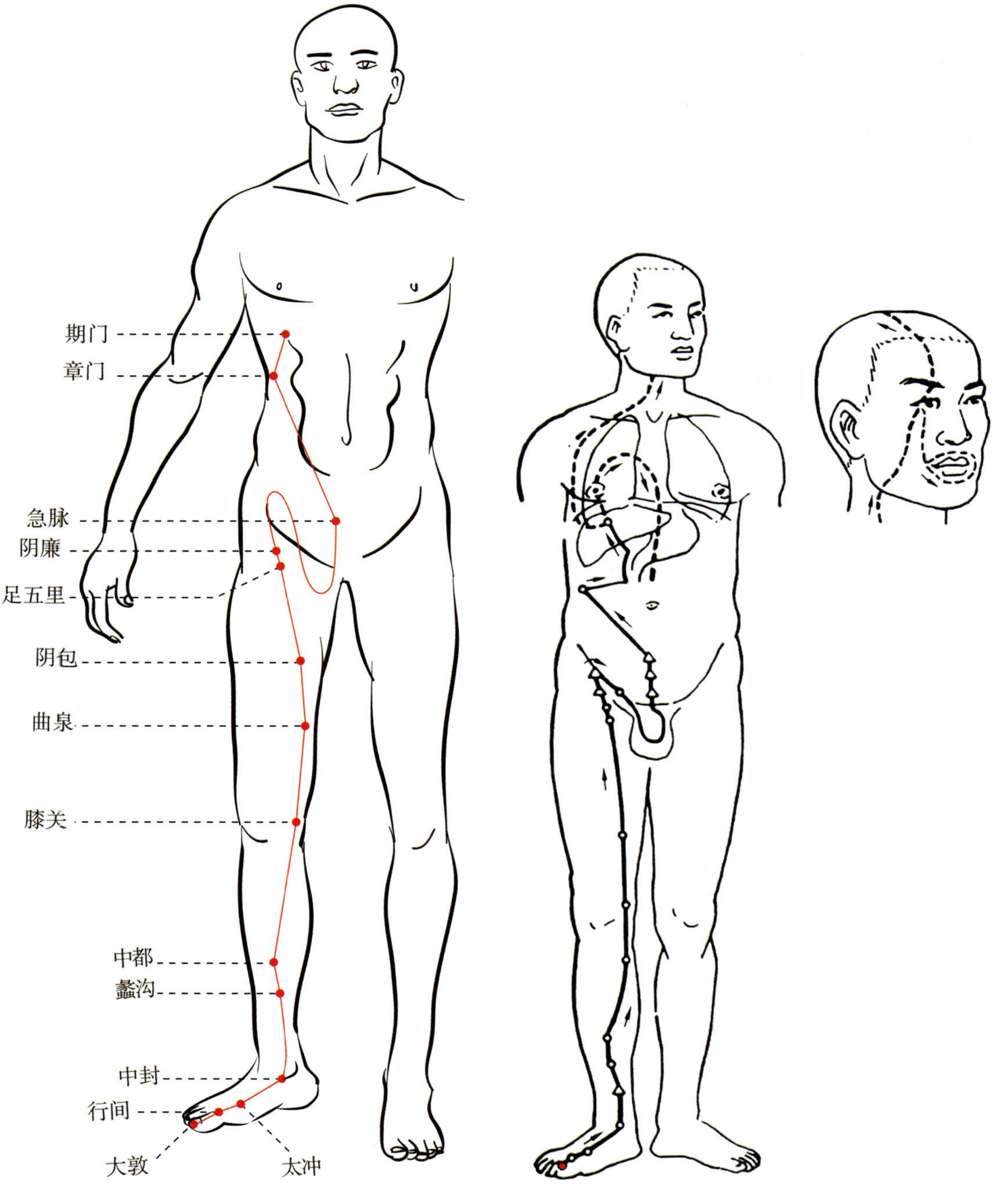

足厥阴肝经

循行

起于足大趾外侧甲角旁1分大敦穴，经足背，在下肢内踝上8寸之前行于下肢内侧前缘，内踝8寸以上行于下肢内侧中线，绕阴器，抵小腹，行于侧腹胸部，止于乳下两肋的期门穴。

功能

（1）疏泄：一切情志抑郁，人体一切废物积滞。

（2）藏血：温暖血液保证人正常代谢温度，调节人体血量的正常运行。

十三、足太阳膀胱经（申时：15—17 时）

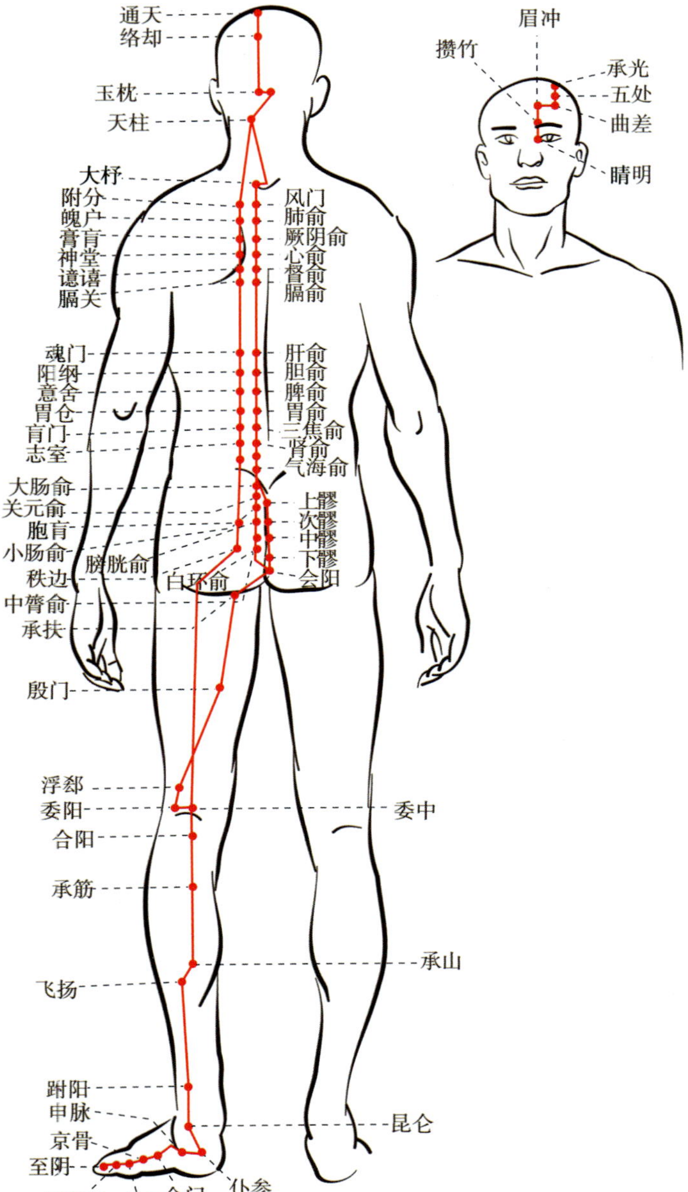

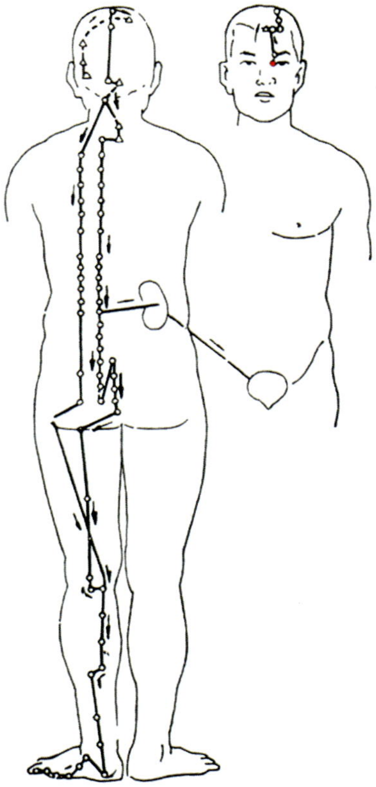

足太阳膀胱经

循行

起于目内眦的睛明穴；行于头项，后项背部，在背部分为2行下行，第一行行于距督脉1.5寸，第二行行于距督脉3寸，至下肢，行下肢后侧正中线，经外踝后至足外侧；止于足小趾外侧甲角旁的至阴穴。

膀胱经

气化、肾：津液、主汗、排尿。

第七节 调理案例展示

案例一：颈椎病引起手指麻木

颈椎病是最常见的疾病之一，其中神经根型与脊髓型都有可能会引起手麻木。神经根型引起手麻木的同时，有可能还会引起手无力、肩胛骨肌肉萎缩等，往往外展上肢后，手麻木会明显好转，这一点与胸廓出口综合征刚好相反。

引起手麻的最常见疾病就是颈椎病，它是中老年人好发的疾病之一。当人步入中年以后，一些器官往往会发生退行性变，当颈椎间盘发生退行性变以后，往往会导致颈椎间盘突出或是关节突发生增生或肥大，这些突出的颈椎间盘或增生的关节突一旦压迫邻近的颈神经根时，便出现了颈椎病。颈椎病除了手指麻木、感觉异常以外，还伴随有其他症状，如颈肩部骨肉酸痛，上肢有放射痛或活动障碍等。确诊颈椎病并不困难，只要照一张 X 光片就可以了。另外还有一种检查颈椎病的简单方法：一手托患者侧头部，一手握患者侧上肢，将其外展 90°，两手同时向反方向推拉，有放射痛或麻木者可初步确诊为颈椎病。

三得技术治疗方案：

第一步，用 6 只电磁罐通督开俞；

第二步，用 6 只电磁罐分别对风池、风门、天宗、肩井、曲池、肩俞、手三里等穴治疗 5 分钟；

第三步，手持电磁罐对风池、印堂、上星、太阳、睛明穴各治疗 2 分钟；

下方患者案例中，患者受手麻的困扰达两年，经一次三得技术的整体调理后，全身得到放松改善。

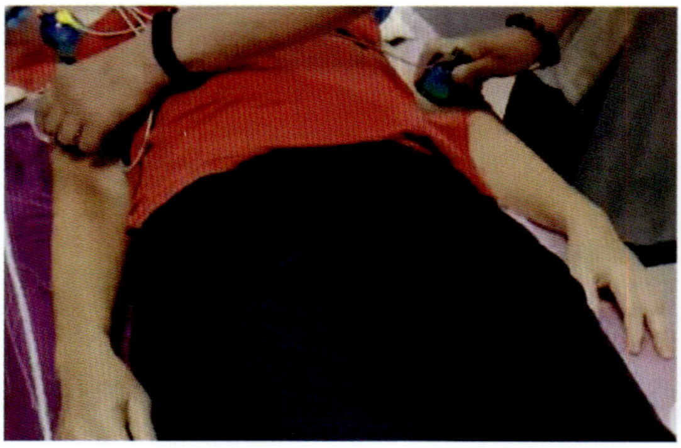

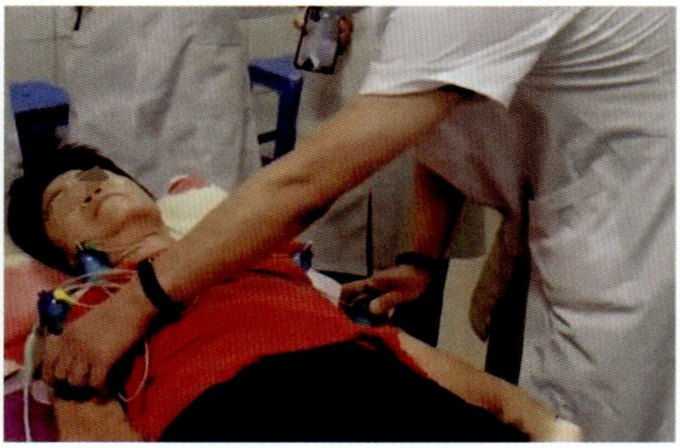

案例二：颈椎供血不足

病症描述：头、颈、臂及前胸等部位疼痛，有头晕、恶心、胸闷症状，以及出现头颈转动范围受限的运动障碍，重者可致肢体软弱无力甚至麻木。

三得技术治疗方案：

第一步，用 6 只电磁罐通督开俞；

第二步，用 6 只电磁能吸附罐分别对风门、天宗、肩井、曲池、肩俞、手三里等穴治疗 5 分钟；

第三步，如有头重、头胀，手持 1 号电磁罐对风池、印堂、上星、太阳、睛明穴各治疗 2 分钟。

三得技术通过调整脊椎神经和经络，激活其身体自愈功能，使其向健康状态转化，从而达到了“上工治未病”的目的。

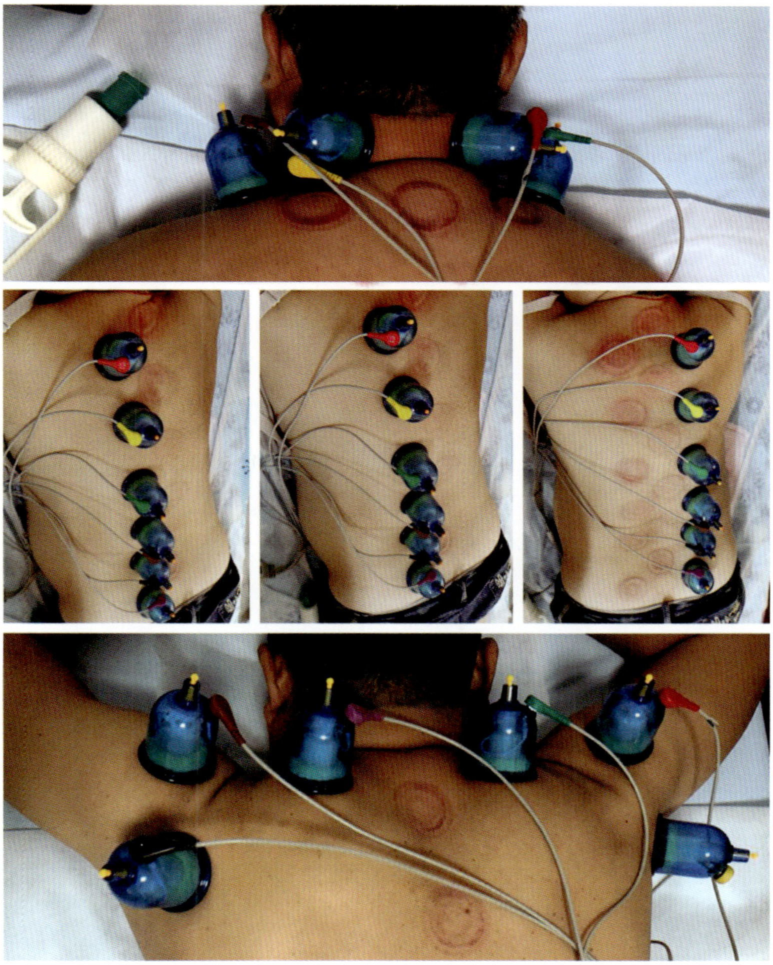

案例三：肩周炎

肩周炎又称肩关节周围炎，俗称凝肩、五十肩。是以肩部逐渐产生疼痛，夜间为甚，逐渐加重，肩关节活动功能受限而且日益加重，达到某种程度后逐渐缓解，直至最后完全复原为主要表现的肩关节囊及其周围韧带、肌腱和滑囊的慢性特异性炎症。肩周炎是以肩关节疼痛和活动不便为主要症状的常见病症。另外，肩关节可有广泛压痛，并向颈部及肘部放射，还可出现不同程度的三角肌的萎缩。本病的好发年龄在 50 岁左右，女性发病率略高于男性，多见于体力劳动者。如得不到有效的治疗，有可能严重影响肩关节的功能活动。

三得技术治疗方案：

第一步，通督开俞；

第二步，在双肩肩髎、肩前、肩贞、天宗、阿是穴布一组 6 罐；

第三步，在双侧曲池、阳陵泉、中平穴（足三里下 1 寸）分别布 3 罐；

第四步，手持电磁罐刺激双手合谷穴。

经一次治疗后就可收到效果。

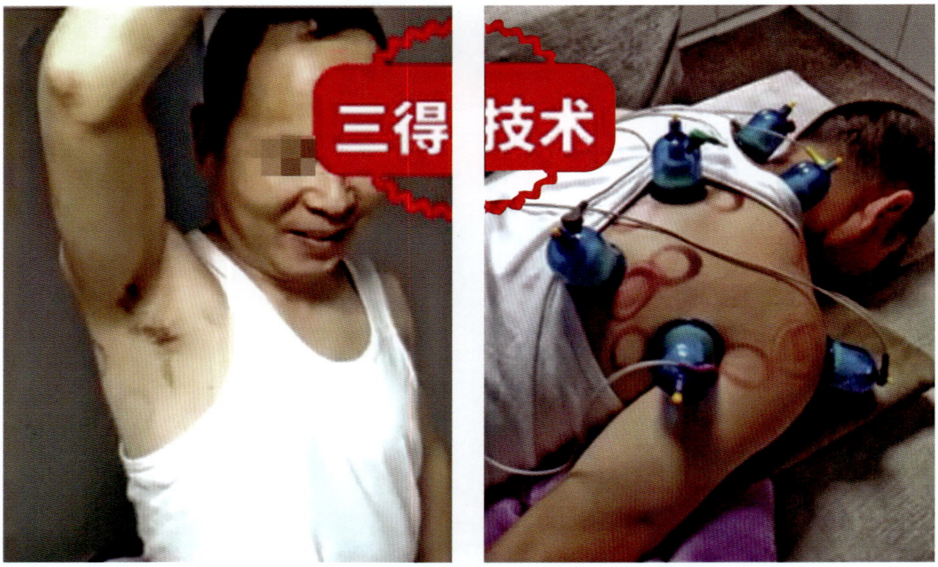

案例四：肩袖损伤肩关节积液引起的疼痛

肩袖损伤引发肩关节积液在生活当中是比较常见的，但这种疾病主要是由外力造成的。如果受到不良外力因素的影响，引发肩袖损伤，导致肩关节下出现血管破裂的情况，则容易引发关节炎症，从而产生积液。此时需要针对疾病的严重情况，选择积极的治疗方法。

患者张某，男，45岁，船厂电焊工，自诉：自参加工作后长期吊手电焊，每天工作长达6小时，手臂长期酸痛。两年前因手臂上举困难到医院检查，确诊为肩袖损伤肩关节积液，经医生建议打了封闭抽积液，之后有所改善。最近一年每到晚上肩膀疼痛剧烈，非常痛苦。

三得技术治疗方案：对肩袖部位、冈上肌、冈下肌、肩胛下肌布罐治疗，肩关节功能大部分恢复，消除肿胀及止痛，疼痛得到缓解。

肩袖损伤若不积极治疗，任其发展，则最终会引起肩袖性关节病，出现关节不稳定或继发性关节挛缩症，导致关节功能的病废。

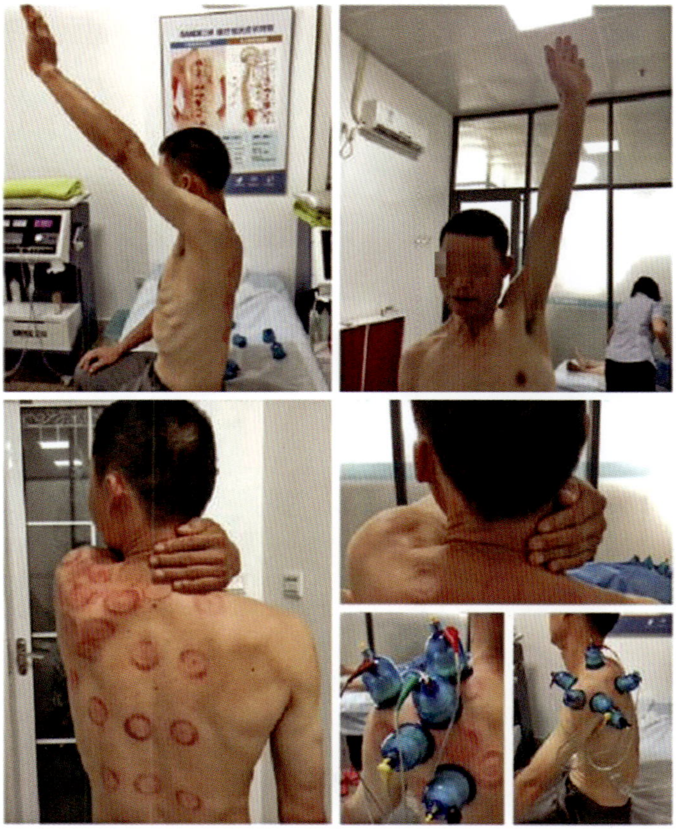

案例五：急性腰扭伤

急性腰扭伤是腰部肌肉、筋膜、韧带等软组织因外力作用突然受到过度牵拉而引起的急性撕裂伤，常发生于搬抬重物、腰部肌肉强力收缩时。急性腰扭伤可引起腰骶部肌肉的附着点、骨膜、筋膜和韧带等组织撕裂。

本案例中的女患者是急性腰扭伤伴随腰椎病急性发作。疫情期间大家都自觉居家预防，由于居家时间长，又相对缺乏活动和锻炼身体的空间，这就使人们产生了“手机控”“沙发控”等不良生活习惯。女患者从沙发起来时不慎扭伤腰后立即出现腰部疼痛，且呈持续性剧痛，腰部活动受限。

女患者的状况为：腰不能挺直，俯、仰、扭转感困难，站立时用手扶住腰部，坐位时用双手撑于椅子，疼痛的程度可想而知。医生为女患者检查时，发现其腰局部肌肉紧张、压痛及牵引痛明显，询问得知有腰痛病史，诊断为急性腰扭伤伴随腰椎病急性发作。

三得技术治疗方案：

第一步，在腰椎局部肌肉紧张、压痛点布两排电磁罐治疗 5 分钟；

第二步，围绕腹肌 1、2、3、4 号电磁罐以任脉的关元穴为始点，中脘穴为终点，5、6 号电磁罐分两边天枢穴对称罐，经过 10 分钟治疗后，疼痛情况明显改善。

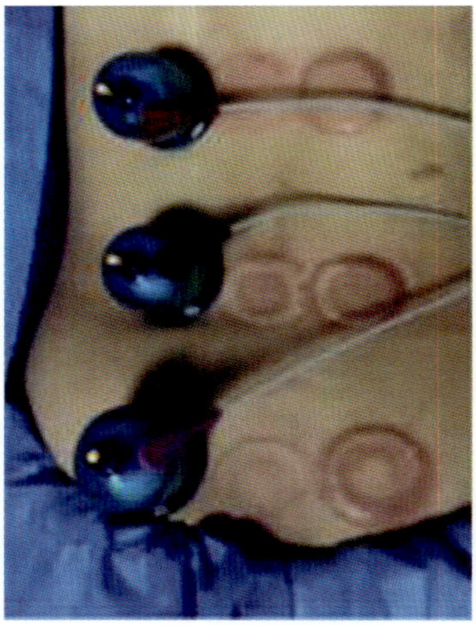

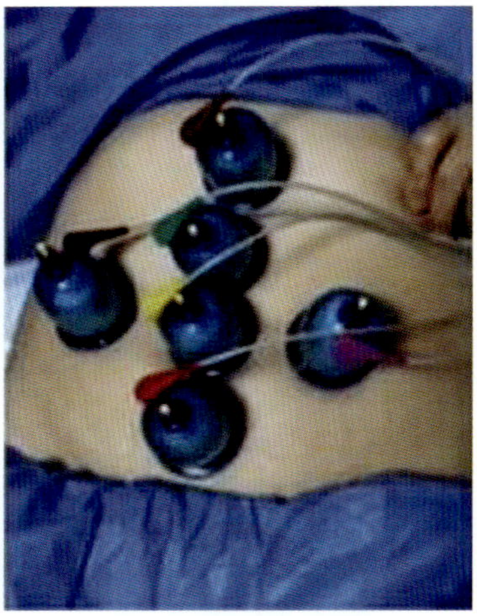

案例六：腰椎间盘突出引起疼痛

患者王某，女，58 岁，腰椎间盘突出伴滑脱 1 周，加重 3 天。一周前患者腰痛伴左下肢麻痛，不能自己翻身、走路及上下楼，在医院及其他门诊治疗效果不佳。

对于这种类型的患者，要先在髂嵴肌找出病灶点，用手肘按揉使其肌肉放松，必须要“通督开俞”，这样可提升阳气及调整脏腑功能。在腰椎部放置排罐，以改善腰部气血循环，达到止痛的目的，也可加大腰部活动范围。

经过推拿手法和三得技术治疗一次，患者症状缓解，可以自己下床和慢慢走动及下楼梯了。

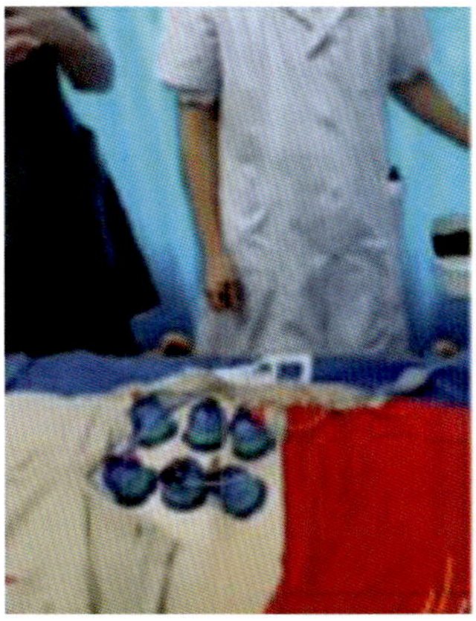

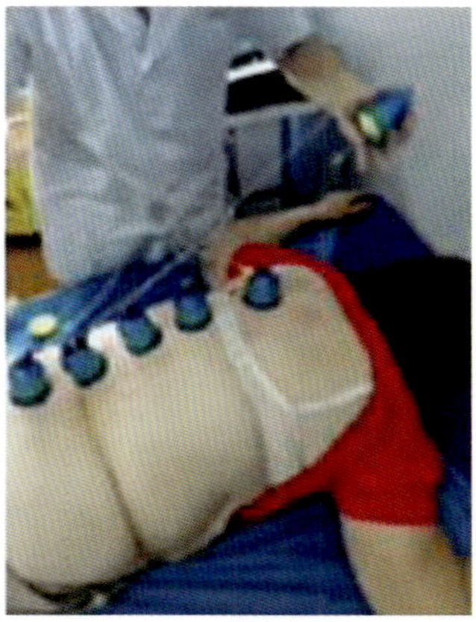

案例七：腰部酸痛间歇性发作多年，食用海鲜腹痛腹泻1年余

患者肖某，男，46岁，腰部酸痛间歇性发作多年，加重2天，食用海鲜腹痛腹泻1年余。

查体：双侧腰肌紧张，L3－S1横突处压痛阳性，“4”字试验阴性，膝髋屈曲试验阳性，双直腿抬高试验约70°阴性，腹平软，腹肌无紧张，局部无压痛及反跳痛，肠鸣音约5次/分钟。腰椎拍片未见异常，胃肠镜检未见器质性病变。

三得技术治疗方案：

第一步，通督开俞，助力气血，改善脏腑功能，每条经络各调理5分钟；

第二步，调理下肢膀胱经，殷门、委中、承山对称取穴，治疗5分钟；

第三步，调理下肢足阳明胃经足三里穴，足太阴脾经三阴交、阴陵泉穴，对称取穴治疗5分钟；

第四步，调理任脉，1、2、3、4号布罐从中极、关元、下脘、上脘穴，5、6号罐布在腹部两侧足阳明胃经的天枢穴，调理时间为5分钟。

经3次三得电磁罐治疗后，患者肖某自述：“腰部已无酸痛感，食海鲜后大便能成形，腹泻消失。”

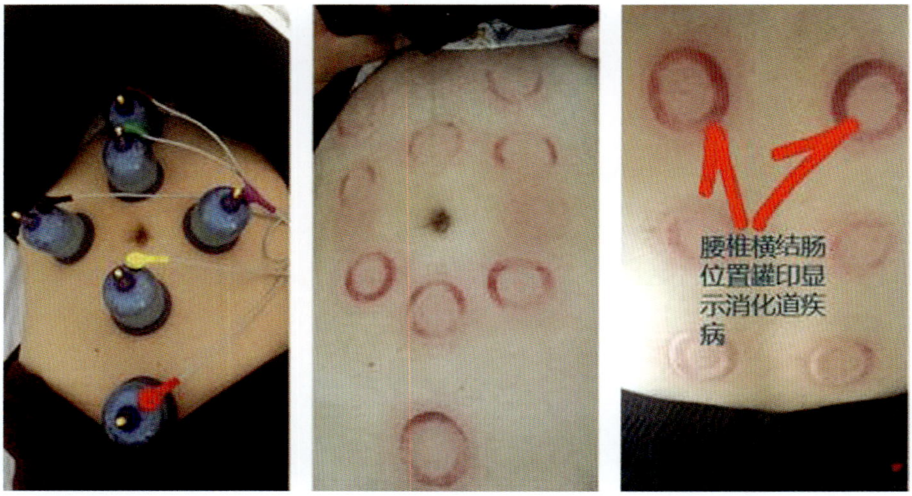

案例八：腰椎间盘突出引起腿麻

腰椎间盘突出症在临床上十分常见。该病主要是因为腰椎间盘各部分，尤其是髓核，有不同程度的退行性改变，在外力的作用下，椎间盘的纤维环破裂，髓核组织从破裂之处突出，压迫至后方或椎管内，导致相邻脊神经根受到刺激或者压迫，从而产生腰部疼痛、一侧下肢或双下肢麻木疼痛等一系列临床症状。

患者汤某，女，50 岁，自诉有腰椎间盘突出病史，近日来天气转冷，有腰痛伴左肢一侧麻木加重。

医生为患者汤某作详细检查，触压椎旁有压痛，并向下肢方向放射，腰部活动受限，检查腹压增加时有加重现象，直腿抬高加强试验阳性。诊断结果为腰椎间盘突出引起腿麻。

三得技术治疗指导思路：以活血化瘀、行气止痛、益血养血、通经活络、补益肝肾、强筋壮骨方法进行（预定 1 疗程为 10 次）。

第一步，通督开俞，提升阳气，改善脏腑功能调理 5 分钟；

第二步，在腰部的双侧背阔肌上下布密罐治疗 5 分钟；

第三步，在腰骶部的双侧臀大肌横向布密罐治疗 5 分钟；

第四步，循坐骨神经方向沿着双下肢阳经上段位置布密罐治疗 5 分钟；

第五步，循经方向沿着双下肢内侧阴经布密罐治疗 5 分钟。

经 25 分钟的治疗后，患者腰痛腿麻的症状即有明显缓解。

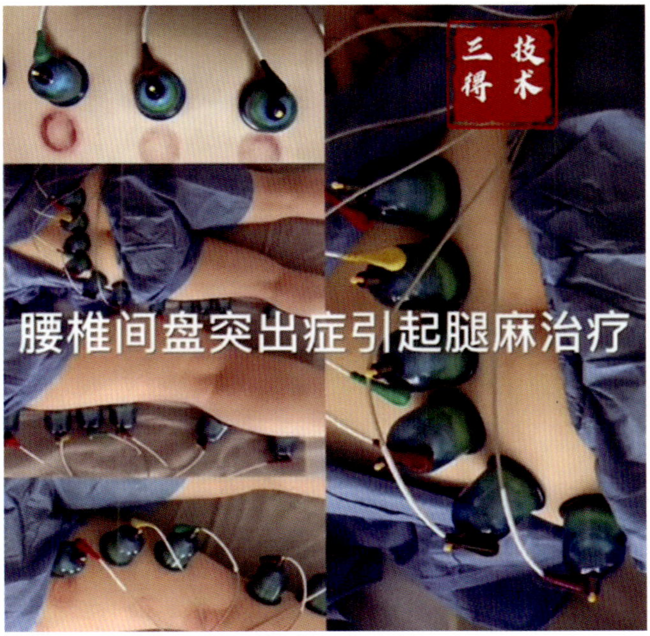

案例九："富贵包"

"富贵包"是通俗叫法，在医学上是指颈部肌筋膜增生或项韧带钙化引起的肿块，一般在后背上部、颈椎、胸椎相连的部位，第七颈椎棘突与第一胸椎棘突交界处突起的巨大肿块，用手触摸时手感比较硬，没有弹性，随着年龄增长会不断变大。比较严重的如同脖颈部陷入了一块石头，使头部不能灵活地左右转动也抬不起来，压迫颈部的血管神经导致血液循环不畅，还会引起颈椎和双肩麻木，疼痛会影响脑部供血，使患者出现头晕目眩等一系列不良反应。"富贵包"会导致气血亏虚，会引起头晕、头痛、失眠、健忘，会造成左右肩血脉不通，导致肩周炎、手麻、肩部肌肉劳损，平时要注意避免经常低头伏案工作和玩手机，劳逸结合。

三得技术治疗方案："富贵包"的调理以阳气的通调为主要原则。以活络通经为主，要"开经 + 通经 + 提阳气"。

第一步，督脉、左右两侧膀胱经布罐（补气提阳，活血祛湿）；

第二步，颈肩部"十"字布罐（舒经活络、活血化瘀）；

第三步，颈胸椎椎旁肌肉密罐直平行布罐（排湿散寒、通络散结）；

第四步，"富贵包"密罐横平行布罐；

第五步，颈肩部直线密罐布罐；

第六步，"富贵包"处用 1 号电磁罐作上下移动刺激。

每步调理治疗时长为 5 分钟。

预防：不要长时间伏案工作，工作 1 ~ 2 小时后，稍微伸个懒腰适当放松肩颈部肌肉，平时就要养成良好的习惯。

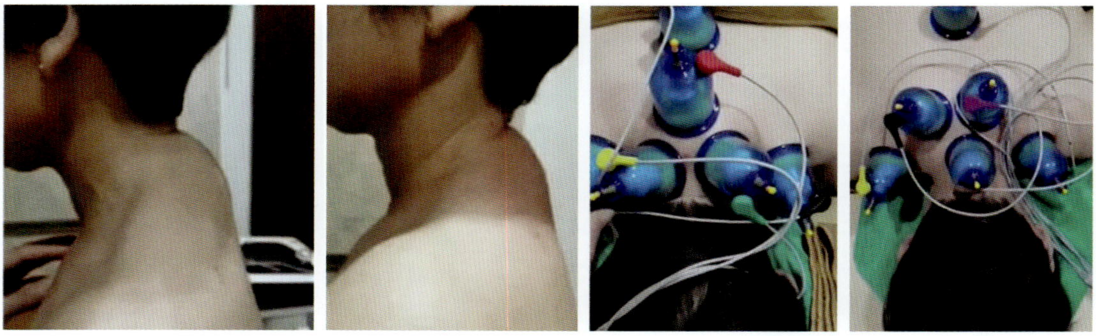

案例十：三得技术为什么要强调通督？

从生理解剖看，脊柱是支撑人体的骨性主干，脊柱有脊髓，这是大脑的延伸，脊柱是脑、脊髓向全身各器官、组织发出神经根的地方和通道，人体的自主神经节、交感干主要分布于脊柱两侧。大脑通过脊髓和神经来支配、调节全身的活动。

三得技术通过对这些神经节、交感干的刺激，借助复杂的神经、体液因素，能够整体地、双向地调整内脏器官的功能，提高机体免疫力，从而达到增强体质、防治疾病的目的。

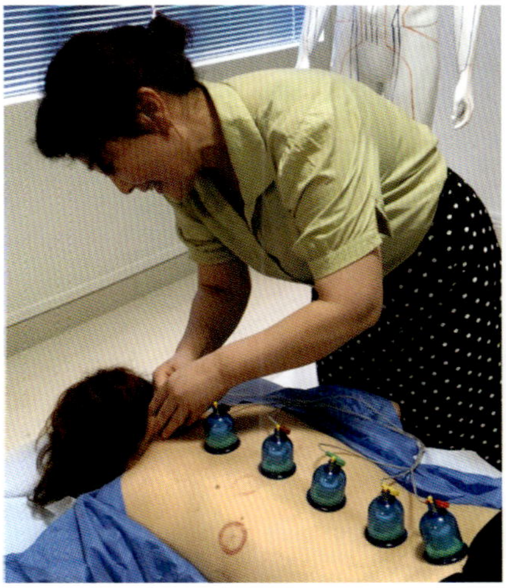

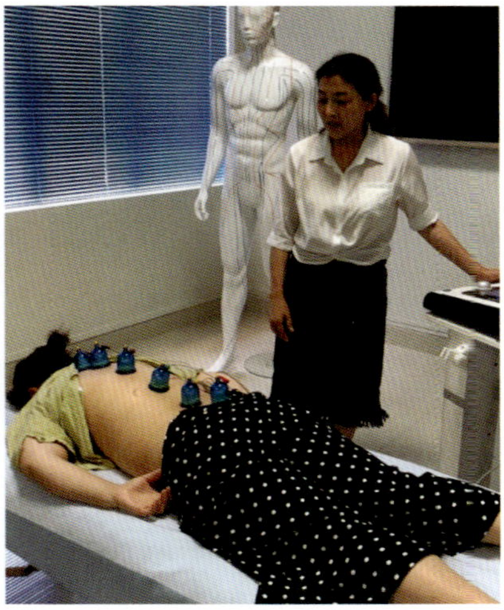

案例十一：三得技术为什么要强调开俞？

从生理解剖可看出人的五脏六腑基本上都“挂”在了脊椎上。所以，三得技术即低频仿生电磁疗法实际上就是在“按摩调理”五脏六腑。

脊背两旁是足太阳膀胱经，这是人体循行部位最广最长的一条经脉，五脏六腑所有的背俞穴（肺俞、厥阴俞、心俞、肝俞、胆俞、脾俞、胃俞、三焦俞、肾俞、大肠俞、小肠俞、膀胱俞）都分布在膀胱经的第一侧线上。所谓“俞”，就是“转输、输注”之意，也就是人体的脏腑精气转输、输注之处。

因此三得技术能够调理五脏六腑的气血，增强五脏六腑的功能。即使身体不虚，经常运用仿生电磁刺激可以使五脏六腑运转更加完善，还可以促进气血循环，提升脏腑功能及全身气血运行效果，让人变得更健康、健壮。

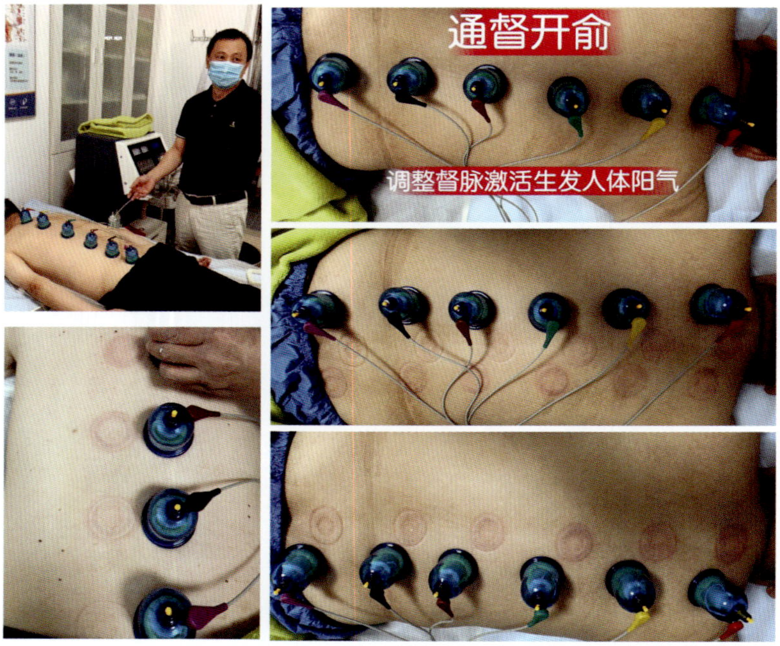

案例十二：为什么三得技术疗法强调带脉布罐？

带脉是人体奇经八脉之一。带脉在腰部围一圈，是一条横向的经脉。人体上其他的经脉都是纵向的，这条经脉就像一条绳子将所有的经脉系在一起，所以称为带脉。能加强经脉之间的联系。带脉能约束纵行之脉，足三阴、足三阳以及阴阳二跷脉皆受带脉之约束。带脉还有固护胎儿和主司妇女带下的作用。带脉病候主要表现为“带脉不引”，即约束无力所致的弛缓、痿废诸证。所以通过运用三得技术调理带脉可以治愈许多相关疾病。

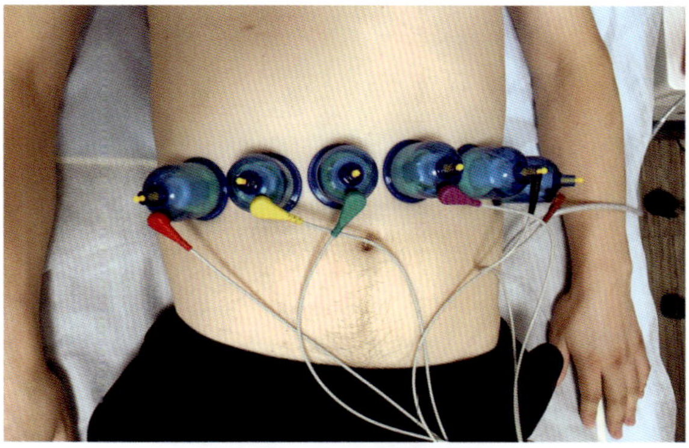

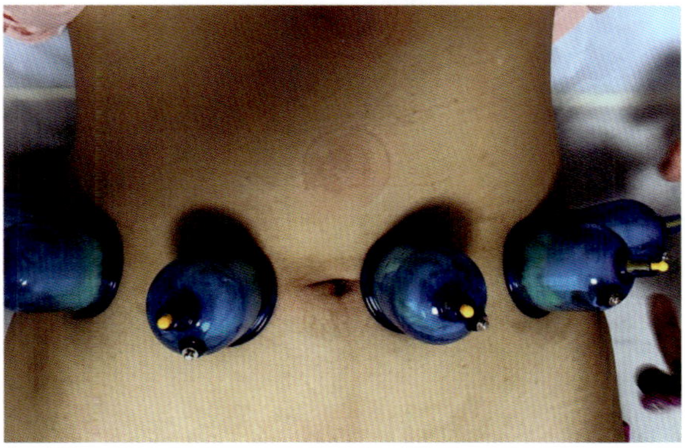

案例十三：重度亚健康

患者粟某，女，41岁，自诉近几个月来因所在行业工作压力大、加班多，一天工作十几个小时，最近很容易发脾气，经常感到不安、紧张、焦虑，平时很少锻炼，每星期都去养生馆按摩，但身体还是越来越差，最近身体免疫力也越发下降，常常感冒，身体有点支撑不住了，难以正常工作，非常痛苦。

医生为患者粟某作了详细的问诊，常规检查未提示有临床检查证据，诊断为“重度亚健康”。亚健康状态指无临床症状和体征，或者有病症感觉而无临床检查证据，但已有潜在发病倾向的信息，处于机体结构退化和生理功能减退的体质与心理失衡状态。

“重度亚健康”整体观调理方法如下：

第一步，手持无创电磁罐调理双侧风池穴和风府穴，能量上至每侧上端为准，时间为5分钟。刺激风府穴时为扇形传导，如果左右两侧不对称，说明头部供血不平衡。处理方法：采用中医医技“抖法”，每秒3~5次（300~500ms），在原位置采取抖动手法1分钟即可改善平衡（改善患者头部供血不平衡是三得技术的独创绝技）。

第二步，用电磁罐调理双侧肩井、肩髎、天宗穴，各对称穴位调理时间为5分钟（调理胆经、三焦经、小肠）。

第三步，用电磁罐调理督脉，从大椎穴至腰底长强穴均衡布罐，调理时间为5分钟。

第四步，用电磁罐调理膀胱经，对称布罐，分两次，时间各5分钟，共计10分钟。

第五步，用电磁罐调理人体下肢膀胱经，取双侧殷门、委中、承山穴，对称布罐，各调理5分钟。

第六步，用电磁罐取中脘、气海、关元、天枢、水道穴，对称布罐，时间为5分钟。

第七步，用电磁罐调理人体正面下肢，取双侧血海、足三里、三阴交穴，按顺序各分配3组电磁罐，吸附理疗时间为5分钟。

经过近40分钟的综合调理后，患者感到全身上下非常放松，气血通畅，脸色红润，双目有神。

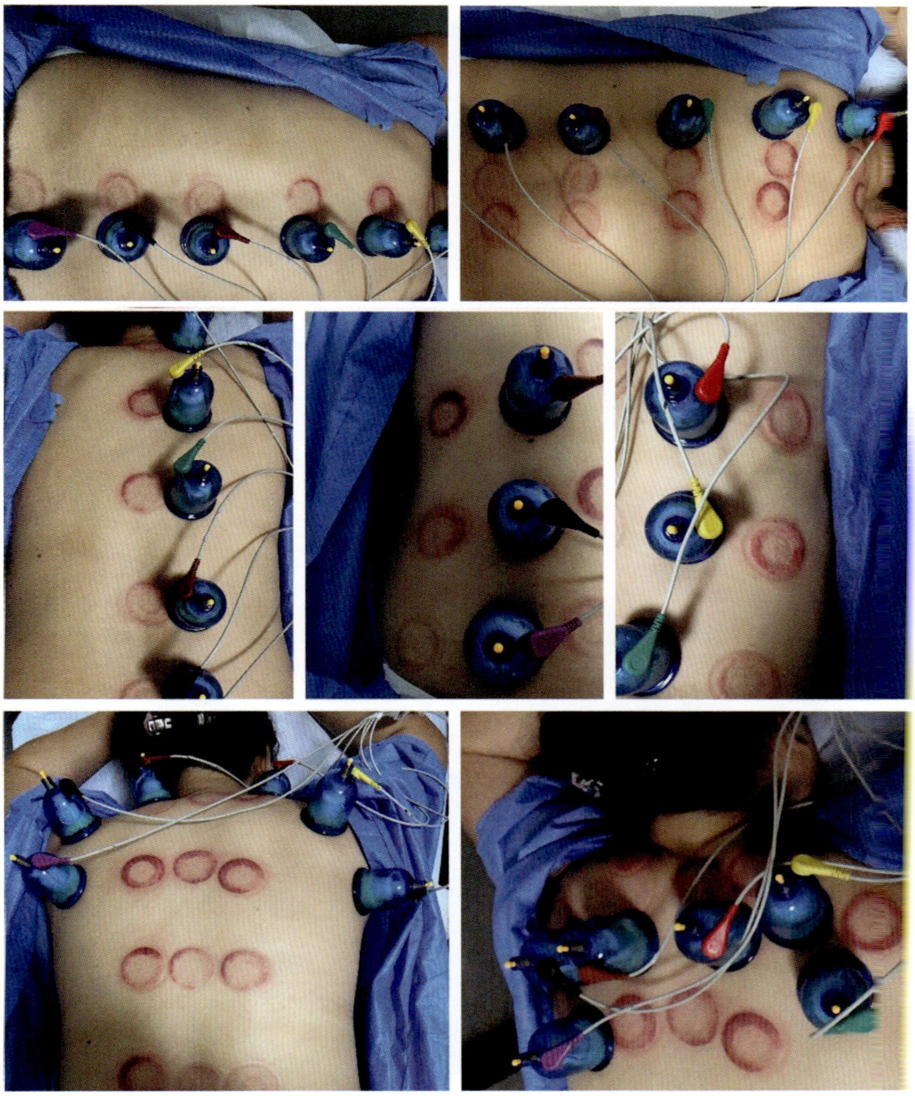

案例十四：胃肠道功能紊乱

患者范某，男，20 岁，胃痛、胃胀达 1 年之久，诊断：肝气郁结、胃失通降、脾失健运。

三得技术治疗指导思想：

第一步，通督开俞，提升阳气调气血；

第二步，调整胃肠道的消化神经功能，加强胃肠蠕动，改善和促进胃肠循环状况。

经三得技术的 5 次通督开俞后，患者整体免疫能力得到提高，消化系统脾胃功能得到改善，罐印由青白色开始变为红润色，治疗中可安然入睡。患者范某自述："胃痛、胃胀症状基本消除，食欲增加。"

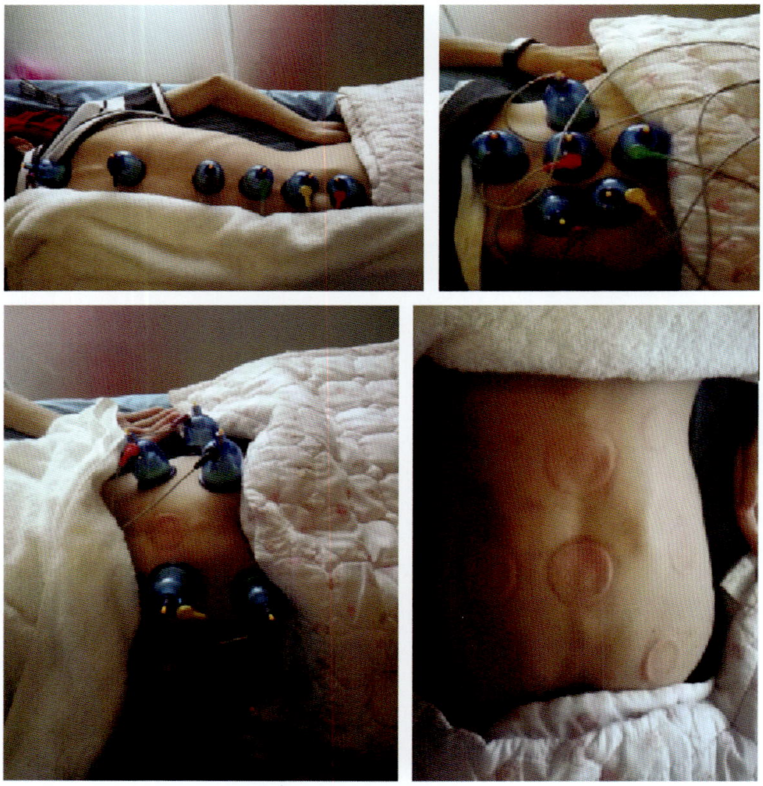

案例十五：小儿消化系统疾病（急性胃肠炎）

患儿马某，男，9岁，由于吃了不洁食品，突感肚子疼痛，经检查确定：该小儿患者系“急性胃肠炎”。由于患儿体质较弱，如果常规用药治疗可能会对胃肠黏膜造成损伤，正常恢复都要10天左右，可能引起食欲减退，从而造成营养不良。用三得技术先对其前腹部消化道进行5分钟的布罐治疗，症状改善，为了加强该患儿的脾胃功能，在阳明胃经的足三里穴和足太阴脾经的阴陵泉穴同时布罐治疗5分钟。

治疗完毕，患儿马某肚子疼痛症状改善了。

患儿陈某，男，8岁，由于连续几天吃了油炸食品，出现食滞、消化不良、腹胀等症状，三天无大便，其家长到药店买了十几支开塞露塞在患儿肛门也无济于事，并伴有肚子痛。用三得技术先对其前腹部消化道进行5分钟的布罐治疗，在治疗2分钟的时候患儿症状改善，随后又在阳明胃经的足三里穴和足太阴脾经的公孙穴、漏谷穴进行布罐治疗，这些取穴对于消化不良、腹痛、腹胀、肠鸣有很好的治疗作用。

患儿回到家中后顺畅排便。三得技术消炎、止痛、改善循环等有效的治疗机理，加上电磁罐动态的功能主动有规律地加强了患儿的肠道蠕动功能，从而达到了快速治愈的目的。

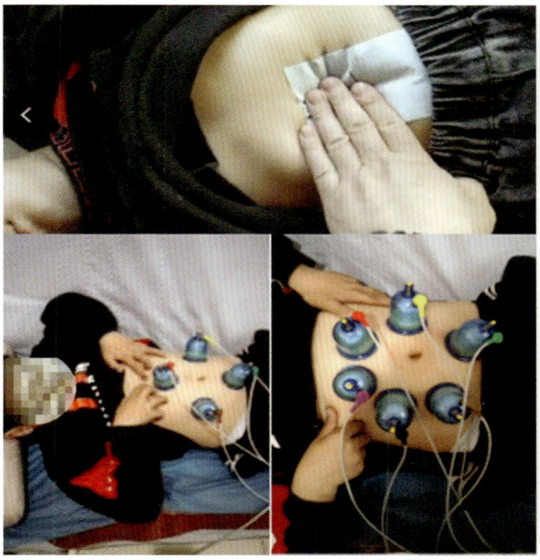

患儿马某

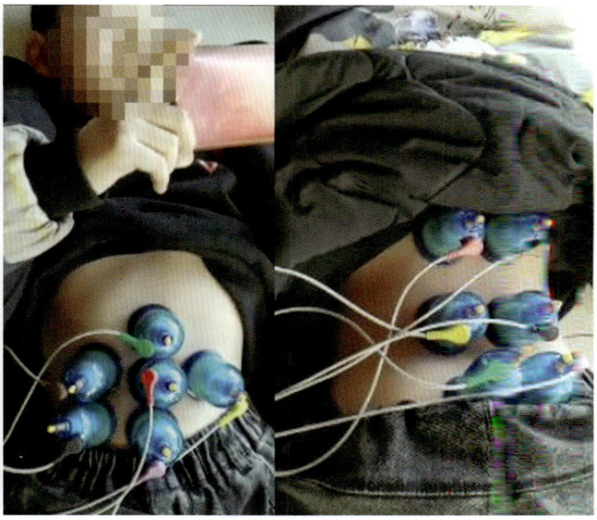

患儿陈某

案例十六：推拿按摩治疗师职业病

患者男，27 岁，推拿按摩治疗师，其自诉：腰椎双侧疼痛，伴随怕冷，尿频，近期右踝扭伤，为病人做治疗时使不上劲，用力不稳。

从电磁罐印显示下焦部位基本是紫色，为旧病，原因分析：推拿按摩治疗师因频繁超强度按摩工作所致脏腑功能失调而引发职业病。其病因病机：推拿按摩治疗师由于上肢运动过多，全身气血运行受损；饮食不节，起居无常和久立伤骨、伤肾，劳则气耗，伤肺损脾，进而引起脏腑功能失调。

三得技术调理治疗方案：

第一步，6 组电磁罐从督脉的大椎、身柱、至阳、命门、腰阳关、长强穴布罐各调理 5 分钟；

第二步，6 组电磁罐从背部双侧膀胱经的大杼、心俞、肝俞、肾俞、关元俞、膀胱俞布罐各调理 5 分钟；

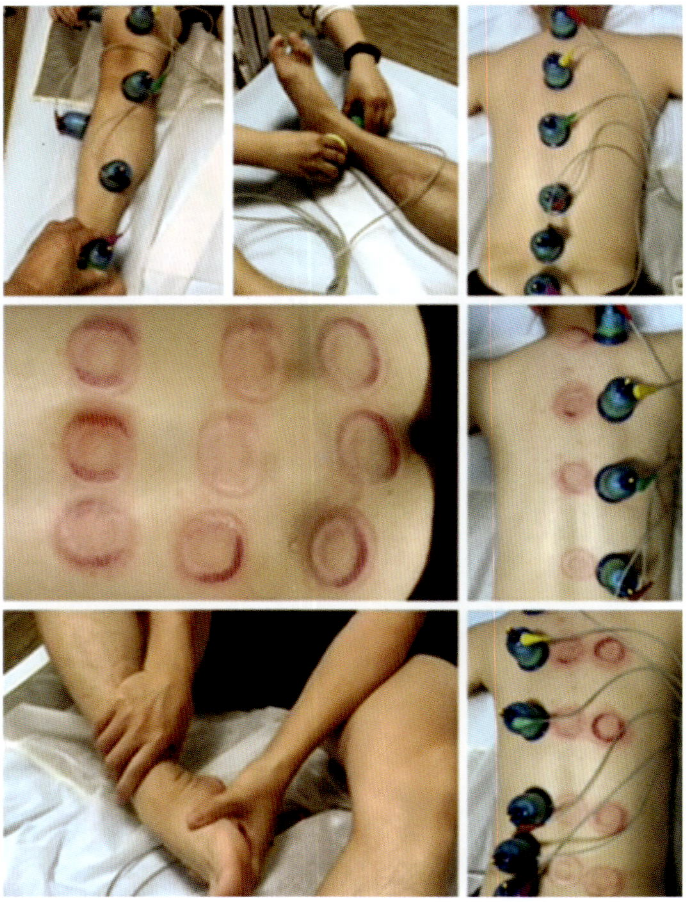

第三步，6 组电磁罐从下肢的风市、血海、阴陵泉、足三里、三阴交穴布罐，手持其中一个罐定位于患侧脚踝处做移动式疏通治疗 5 分钟。

治疗完毕后，患者说腰部放松了，腿部关节活动范围大了，没痛感，脚崴状况明显改善。

推拿按摩治疗师要高度重视对职业病的防治，在按摩工作中要规范操作，采取科学姿势、合理手法；加强自身功法锻炼；注意饮食起居的调养。按摩久立后，应拍打下肢并高抬腿轻落步，活动下肢，以避免伤及骨和肾，并注意减少频繁大量出汗或汗出当风，还要适当休息，这样才有利于自身健康。

案例十七：踝关节无名原因肿痛

患者陈某，男，37 岁，踝关节无名原因肿痛，使用过其他治疗方法，但效果不佳。

按照常规，出现踝关节无名原因肿痛可能是如下 5 种病因：

（1）是否有过外伤？

（2）发病的原因和第一次发病时是否有什么原因？

（3）是否排除局部的病变？

（4）是否有风湿或类风湿的问题（需要通过化验检查）？

（5）是否有痛风（需要化验尿酸才能确定）？

上述 5 点对于一般诊所的治疗技术来说，如果没有明确诊断，很难彻底治愈或进行有针对性的治疗。

经三得技术治疗一次肿痛明显减轻，治疗 5 次后痊愈。

治疗步骤：通督开俞，在下肢膀胱经、胆经、肝经局部交替布罐治疗。

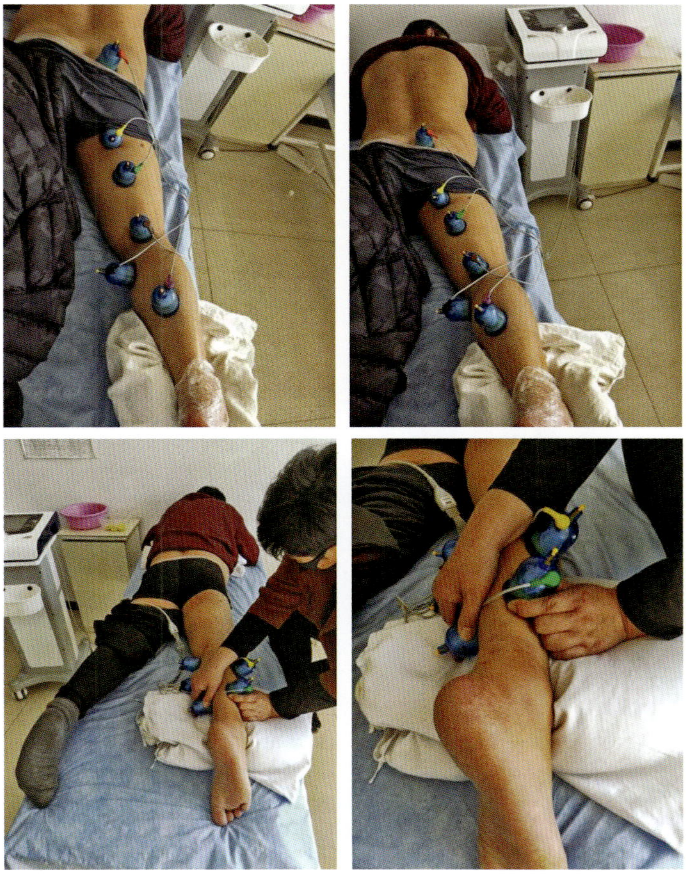

附录三

四季养生保健汤配方

春季

1. 清肝明目汤

材料：瘦肉 80 克、石斛 5 克、太子参 5 克、杞子 5 克，水 250 毫升（1 人量）。

功效：对常看电脑、眼睛干涩的人具有补肝明目作用。

2. 五指毛桃瘦肉汤

材料：五指毛桃 10 克、杞子 3 克、鸡肉或瘦肉 80 克，水 250 毫升（1 人量）。

功效：五指毛桃素有“南方黄芪”之称，能补气祛湿，对风湿关节痛有帮助疗效。

3. 石斛淮山杞子瘦肉汤

材料：石斛 5 克、淮山 8 克、杞子 5 克、瘦肉 80 克、陈皮一小块，水 250 毫升（1 人量）。

功效：滋阴降火，润肺生津。

4. 太子参无花果瘦肉汤

材料：太子参 10 克、无花果 1 个、瘦肉 80 克、生姜 1 片，水 250 毫升（1 人量）。

功效：能健胃、理肠、益气润肺，对干咳无痰、喉咙发痒、大声说话便会咳嗽有作用，可用于脾胃虚弱或消化不良。

5. 粉葛赤小豆龙骨汤

材料：粉葛 20 克、赤小豆 10 克、龙骨 80 克、陈皮适量，水 250 毫升（1 人量）。

功效：健筋骨，祛水利湿，行气活血，美容。

6. 西洋参淮山红枣乳鸽汤

材料：西洋参 5 克、淮山 5 克、红枣 2 个、乳鸽半只。

功效：清补滋阴，补肺健脾，补气养阴，清火生津，适合养生之用。

7. 竹蔗红萝卜龙骨汤

材料：竹蔗 20 克、红萝卜 30 克、龙骨 80 克、陈皮适量、蜜枣 1 个、生姜 1 片，水 250 毫升（1 人量）。

功效：清热除烦，生津润燥，益气化痰，和中下气，利咽喉，利小便，解毒，润肠通便，补益身体。

8. 石斛杞子猪肝汤

材料：石斛 5 克、杞子 3 克、猪肝 40 克、瘦肉 40 克，水 250 毫升（1 人量）。

功效：对曾患肝炎、轻度脂肪肝、疲惫乏力的人有强补肝阴作用。

9. **西洋参石斛竹丝鸡汤**

材料：石斛5克、西洋参5克、竹丝鸡100克、无花果1个，水250毫升（1人量）。

功效：经常熬夜睡眠不足的人常会阴虚火旺，可安神定惊，滋阴养阴。

10. **木棉花绵茵陈鸡骨草陈皮猪横脷汤**

材料：木棉花5克、绵茵陈5克、鸡骨草8克、猪横脷40克、瘦肉40克、陈皮适量，水250毫升（1人量）。

功效：清肝热，祛湿，解疮毒，最适合烟酒过量、经常熬夜的人饮用。

夏季

1. **冬瓜陈皮老鸭汤**

材料：鸭肉80克、冬瓜50克、陈皮适量、生姜2片、蜜枣1个，水250毫升（1人量）。

功效：消暑解毒，滋阴养胃。

2. **黄豆蚝豉排骨苦瓜汤**

材料：蚝豉10克、黄豆10克、苦瓜50克、排骨80克，水250毫升（1人量）。

功效：消暑解热，对口腔溃烂、虚火、消化不良的人可滋阴降火。

3. **红萝卜玉米排骨汤**

材料：红萝卜30克、玉米30克、排骨80克、蜜枣1个、陈皮半块、生姜1片，水250毫升（1人量）。

功效：能增强体质，提高免疫力，润泽肌肤且补中益气。

4. **鲜土茯苓鲜淮山蝎子瘦肉汤**

材料：鲜土茯苓15克、鲜淮山20克、蝎子8克、瘦肉80克、陈皮半块，水250毫升（1人量）。

功效：有健脾祛湿、养颜、解疮毒之功效。

5. **生地熟地瘦肉汤**

材料：生地5克、熟地5克、瘦肉80克，水250毫升（1人量）。

功效：清热、解毒、凉血，适用于皮肤瘙痒或湿疹。

6. **新鲜霸王花猪腱汤**

材料：新鲜霸王花50克、猪腱80克、红枣2个、生姜2片，水250毫升（1人量）。

功效：霸王花又名剑花，味甘性凉，归肺、胃经，有清热痰、除积热之功效，用于表猪肺，可以清肺热，养肺气，消肠积滞，除口气。

7. 沙参玉竹薏仁猪脚筋汤

材料：玉竹5克、沙参5克、薏仁10克、猪脚筋10克、排骨50克、生姜1片，水250毫升（1人量）。

功效：健脾补肺，清热利湿，补脚力、健筋骨，秋日干燥、皮肤粗糙时可常饮用。

8. 绿豆百合白鸽汤

材料：绿豆15克、百合10克、花旗参10克、白鸽80克，水250毫升（1人量）。

功效：对脸长痘痘、多油及便秘，有解毒利泻作用。

9. 南北杏雪梨瘦肉汤

材料：南北杏各3克、雪梨小半个、麻黄3克、瘦肉80克、蜜枣1个、陈皮适量，水250毫升（1人量）。

功效：有润肺化痰、止咳退热、降火、清心、解疮毒和解酒毒功效，有温中、益气、益肺、止咳作用。

10. 治疗痤疮A汤

材料：昆布5克、赤小豆10克、田七3克、蝎子6只、瘦肉80克，水250毫升（1人量）。

功效：脸色发黄，经常长痤疮，可饮此汤调理。

11. 治疗痤疮B汤

材料：绿豆10克、百合5克、石斛5克、西洋参5克、白鸽80克、陈皮适量，水250毫升（1人量）。

功效：脸色发黄，经常长痤疮，可饮此汤调理。

12. 双仁猪心汤

材料：酸枣仁3克、柏子仁5克、桂圆肉5克、猪心50克，水250毫升（1人量）。

功效：滋阴补肾，定惊安神，助睡眠。

13. 莲藕红豆白鸽汤

材料：莲藕30克、章鱼干8克、红豆8克、白鸽80克、生姜1片、红枣2个，水250毫升（1人量）。

功效：莲藕生津止渴，清热除烦，养胃消食，养心生血，调气舒郁，补心补虚；白鸽补中益气，滋阴养肾；章鱼干补血敛阴，补肝强肾；红豆养血和气，利水除湿；红枣补气补血，健脾胃。

14. 眉豆花生鸡脚猪尾汤

材料：眉豆10克、花生20克、红枣2个、猪尾50克、鸡脚2只、生姜2片、陈皮1/4个，水250毫升（1人量）。

功效：眉豆性平味甘、淡，有健脾、除湿困、祛脚气、和中益气的作用；花生健脾养胃；红枣能养血气，健脾胃；猪尾能壮骨益髓。合而为汤，能祛湿困，养脾胃。

15. 鲜茅根霸王花猪肺汤

材料：霸王花 8 克、鲜茅根 5 克、南北杏各 3 克、猪肺 80 克、蜜枣 1 个、陈皮适量，水 250 毫升（1 人量）。

功效：润肺益气，止咳除痰，消热凉血，利尿消肿，可用于湿热消滞、小便不利。

秋 季

1. 苹果雪耳瘦肉汤

材料：雪耳 3 克、苹果小半个、麻黄 3 克、瘦肉 580 克、蜜枣 1 个，水 250 毫升（1 人量）。

功效：滋阴去燥，补益气血，健脾固精，男女老少皆宜。

2. 西洋菜陈肾猪腒汤

材料：西洋菜 80 克、陈肾 1 个、猪腒 80 克、陈皮适量，水 250 毫升（1 人量）。

功效：清肝热，滋阴降火，润肺生津。

3. 清补凉乳鸽汤

材料：淮山 5 克、芡实 5 克、杞子 3 克、沙参 5 克、玉竹 5 克、红枣 2 个、乳鸽半只、瘦肉 30 克、生姜 1 片、陈皮一小块，水 250 毫升（1 人量）。

功效：这些均为性味平和而滋补清润的药材，适合广东仲秋气候食用。

4. 栗子淮山猪蹄汤

材料：鲜栗子 3 个、鲜淮山 30 克、猪蹄 100 克、红枣 2 个、生姜 1 片，水 250 毫升（1 人量）。

功效：能增强脾胃功能，健肾气，益腰膝，养肠胃，缩小便。

5. 鲜橄榄海螺瘦肉汤

材料：海螺肉 5 克、瘦肉 80 克、新鲜橄榄 4 个、蜜枣 1 个，水 250 毫升（1 人量）。

功效：适合风热引起的咽喉炎，可解毒利咽，止咳润肺。

6. 龙利叶百合猪肺汤

材料：龙利叶 6 克、百合 8 克、猪肺 40 克、瘦肉 40 克、陈皮适量，水 250 毫升（1 人量）。

功效：慢性支气管炎患者入秋后经常痰多咳嗽，适合饮此汤。

7. 西洋参瘦肉汤

材料：西洋参 8 克、瘦肉 100 克，水 250 毫升（1 人量）。

功效：化疗术后，白细胞长期偏低者适饮此汤。

8. 鲜莲子鲜百合鸡肉汤

材料：鲜莲子 20 克、鲜百合 20 克、鸡肉 50 克、生姜 2 片，水 250 毫升（1 人量）。

功效：镇静强心，抗衰老，益心补肾，健脾止泻，固精，对心悸、失眠、烦躁者有安神作用。

9. 栗子莲藕瘦肉汤

材料：栗子 6 个、莲藕 80 克、瘦肉 80 克、红枣 2 个、陈皮适量，水 250 毫升（1 人量）。

功效：健脾胃，益气，有美容之功效。

10. 胡椒炖猪肚汤

材料：胡椒 8 克、猪肚 80 克、生姜 1 片，水 250 毫升（1 人量）。

功效：秋日进补，猪肚为补脾之要品；胡椒对胃寒胃痛有较好疗效，能养胃和胃。

11. 松子仁猪服汤

材料：松子仁 5 克、西洋参 5 克、鸡肉或猪服肉 80 克，水 250 毫升（1 人量）。

功效：可防秋日皮肤干燥、瘙痒。

冬季

1. 党参北芪芡实淮山兔肉汤

材料：党参 5 克、芡实 5 克、北芪 5 克、淮山 5 克、红枣 2 个、兔肉 80 克，水 250 毫升（1 人量）。

功效：滋阴健脾胃，补中益气，对冬季经常感冒者有保健作用。

2. 石斛麦冬瘦肉汤

材料：瘦肉 80 克、石斛 5 克、麦冬 5 克、红枣 2 个，水 250 毫升（1 人量）。

功效：对糖尿病患者胃阴不足、烦渴多饮、口干舌燥、小便多、大便结的症状，有生津止渴、清热养胃的作用。

3. 麦冬玄参瘦肉汤

材料：瘦肉 80 克、麦冬 8 克、玄参 8 克、蜜枣 1 个，水 250 毫升（1 人量）。

功效：刷牙容易流牙血，属阴虚火旺型，喉痛，易上火，可饮此汤。

4. **橄榄响螺肉瘦肉剑花汤**

材料：橄榄3个、响螺肉10克、瘦肉80克、剑花10克、蜜枣1个，水250毫升（1个人量）。

功效：对因天气干燥引起的干咳、口干、鼻干，具有滋润作用。

5. **石斛玉竹沙参瘦肉汤**

材料：石斛5克、玉竹5克、沙参5克、瘦肉80克，水250毫升（1人量）。

功效：对舌头两边、舌尖及牙肉周边长期口腔溃疡病有辅助治疗作用。

6. **猫爪草千层纸瘦肉汤**

材料：猫爪草10克、千层纸3克、瘦肉80克、陈皮适量，水250毫升（1人量）。

功效：消炎，对乳腺结节能散坚软结。

7. **巴戟杜仲补骨脂排骨汤**

材料：巴戟5克、杜仲5克、补骨脂5克、排骨80克、生姜1片，水250毫升（1人量）。

功效：补腰肾，壮筋骨。

8. **淮山芡实海龙海马瘦肉汤**

材料：淮山5克、芡实5克、莲子5克、海龙2条、海马1条、瘦肉50克，水250毫升（1人量）。

功效：治小便频繁，有夜尿，冬天晚上流虚汗，以健脾固肾壮阳为主，全家都可以喝。

9. **山萸肉芡实瘦肉汤**

材料：山萸肉5克、淮山5克、芡实5克、党参5克、瘦肉80克，水250毫升（1人量）。

功效：补阳虚。

10. **龙利叶玄参瘦肉汤**

材料：龙利叶10克、玄参3克、瘦肉80克、蜜枣1个，水250毫升（1人量）。

功效：对支气管炎及肺气肿有食疗作用。

11. **川贝北杏鳄鱼肉汤**

材料：鳄鱼肉30克、瘦肉50克、川贝3克、北杏3克，水250毫升（1人量）。

功效：专治肺燥，痰多咳嗽，气不顺。

12. **沙榄西洋菜猪脲汤**

材料：鲜沙榄3个、西洋菜100克、猪脲肉80克、陈皮适量，水250毫升（1人量）。

功效：对咽炎、扁桃体炎有利咽作用。

13．灵芝圆肉瘦肉汤

材料：桂圆肉 5 克、灵芝 5 克、瘦肉 80 克、红枣 2 个，水 250 毫升（1 人量）。

功效：经常熬夜导致睡眠不足或睡觉多梦，阴虚火旺，可安神助睡眠，养阴滋润，提高免疫力。

14．鸭梨北杏瘦肉汤

材料：北杏 5 克、鸭梨 50 克、百合 5 克、瘦肉 80 克、陈皮适量、蜜枣 1 个，水 250 毫升（1 人量）。

功效：补气生津，此汤能清热润肺，化痰止咳，且有补虚之功，对久咳不止、燥热郁肺之慢性支气管炎，有辅助治疗作用。

15．核桃淮山鸡脚猪腱汤

材料：芡实 5 克、核桃 5 克、淮山 5 克、猪腱肉 40 克、鸡脚 2 只、红枣 2 个，水 250 毫升（1 人量）。

功效：有补肾固精、温肺止咳、益气养血、补脑益智、润肠通便、润燥化痰、补肝乌发的作用，对劳累或运动过度引起的肌膜炎有治疗作用。

16．原盅北菇汤

材料：北菇 8 克、鸡肉 80 克、红枣 2 个、生姜 1 片，水 250 毫升（1 人量）。

功效：北菇含丰富蛋白质、粗纤维和维生素，能增强机体对肿瘤的免疫力，能刺激机体产生一种干扰素，可干扰带病毒的蛋白质合成。北菇中丰富的各种酶，可帮助人体协调新陈代谢。

17．杜仲肉苁蓉鸡汤

材料：杜仲 8 克、肉苁蓉 8 克、党参 5 克、鸡肉 80 克，水 250 毫升（1 人量）。

功效：杜仲补肝肾，强筋骨，用于肾虚腰痛，筋骨无力；肉苁蓉具有滋肾壮阳，补益精血的作用，有“沙漠人参”的美称，对腰椎病患者有很好的食疗作用。

补血养生汤

1．花生北芪红枣牛腰汤

材料：花生 10 克、北芪 5 克、红枣 2 个、牛腰 80 克、陈皮适量，水 250 毫升（1 人量）。

功效：小儿发育不良，瘦弱、嘴唇发蓝，中医称为“有风”，脾虚、血气不足，饮用此汤可以旺血。

2. **核桃淮山鸡脚猪腒汤**

材料：芡实5克、核桃5克、淮山5克、猪腒肉40克、鸡脚2只、红枣2个，水250毫升（1人量）。

功效：补肾固精，温肺止咳，益气养血，补脑益智，润肠通便，润燥化痰，补肝乌发，对劳累或运动过度引起的肌膜炎有治疗作用。

3. **熟地羊肉滋补汤**

材料：羊肉50克、熟地5克、黄芪3克、当归3克、大枣2个、生姜2片、陈皮适量，水250毫升（1人量）。

功效：滋阴养血，活血补气，最适合冬天手脚冰冻、胃寒肢冷的人群饮用。

4. **归芪乌鸡汤**

材料：乌鸡50克、当归3克、黄芪5克、香菇5克、生姜2片，水250毫升（1人量）。

功效：乌鸡富含维生素，能滋补肝肾，滋阴清热，益气补血；当归调血，为妇科要药。

5. **人参淮山乌鸡汤**

材料：乌鸡50克、人参5克、淮山5克、大枣2个、生姜2片，水250毫升（1人量）。

功效：人参主补五脏，安精神，除邪气，明目，补气益智；淮山补脾健胃；大枣益气血，安心神。

6. **鲜兔肉瘦肉肉苁蓉汤**

材料：鲜兔肉50克、瘦肉30克、肉苁蓉3克、芡实5克、山药5克、红枣2个、生姜2片，水250毫升（1人量）。

功效：兔肉能滋阴养颜，健脾胃；肉苁蓉有“沙漠人参”美称，能补肾壮阳，益精血，通大便。

7. **鲜栗子鲜淮山老白鸽汤**

材料：鲜栗子5个、鲜淮山20克、老白鸽50克、红枣2个、生姜2片、陈皮适量，水250毫升（1人量）。

功效：鲜栗子富含氨基酸，白鸽含大量的蛋白质，两者结合能提高人体免疫力，强身健体。

8. **淮山党参鹌鹑汤**

材料：党参5克、淮山5克、杞子3克、鹌鹑半只、瘦肉30克、生姜1片、陈皮一小块，水250毫升（1人量）。

功效：健脾益胃，对脾胃虚弱所致的食欲不振、消化不良有食疗补益作用。

9．鹿茸红参鸡汤

材料：鹿茸 5 克、红参 5 克、生姜 2 片，水 250 毫升（1 人量）。

功效：鹿茸补血补肾，红参适用于劳伤虚损、肢体倦怠、阴虚盗汗、眩晕头痛、津液不足等偏于阴虚的体质。

后记

三得技术的传承与创新

三得技术的传承与创新源自伟大的祖国医学，建立在中医经络、气血的理论之上，将常见传统中医技法融为一体，集合了针灸、按摩、推拿、拔罐、药敷等多种治疗方法。该技术一台仪器具有多项功能作用，将标准量化，做到了安全、舒适。

根据中医藏象学说的脏腑表现，五分钟对十二皮部反应点的罐印做出疾病诊断，助力基层门诊转型升级，更能提高中医辨证论治的诊断率。

三得技术调理与治疗的强项是：中风后遗症康复治疗，面瘫治疗，颈、肩、腰、腿痛治疗，泌尿系统结石疼痛治疗，保健养生等。

三得技术经过二十多年的沉淀和发展，一直坚持基层医疗发展方向不动摇，先后开办了二十期三得技术全国基层医疗中医适宜技术培训班，不定期受全省各地区市级卫健委邀请为近万名基层医生培训。在一定程度上使中医适宜技术服务能力得到提升，经济效益也明显得到改善。

三得技术一直倡导基层医疗的发展要有自己独有的特色，实现设备、技术、特色三方面共进，首先是引进创新型的设备，其次是学好一门实用的中医适宜技术，最后是做出自己独有的特色专科，这样才能持续发展。三得技术为此提供了一套专门的解决方案，并且具有完善的培训体系，将中医适宜技术下沉到基层，经过多年实践，打造了一个个成功的案例，深受基层医生的欢迎。

一、三得技术简介

三得技术的学术名称为“仿生低频电磁生物传导技术”，它借助最符合人体生物特性的仿生电磁能，调节受干扰的人体的固有生物磁场并形成电磁共振，修复紊乱的人体细胞，使机体组织重新变得有序，从而快速消除疼痛，激活自愈功能。该技术自发明之初即遵循中医“疏通”与“平衡”的整体治疗理念，在国内外物理治疗技术中独具特色之优势。

三得技术是一项中医医技创新技术，它实现了传统针灸、按摩、罐疗、药敷等在现代物理治疗器械上的突破性应用，所发明的“无创针灸”“电磁罐疗”“电磁能药物导入”等多项中医创新医技，在有效降低传统中医医技操作难度的同时，使疗效获得多倍提升，功能得到扩展，已具备国际化推广应用的优越条件。

2019 年 9 月 17 日，国家卫生健康委员会党组成员，国家中医药管理局党组书记、副局长，全国妇联副主席余艳红一行，在广东卫生健康委员会主任段宇飞、省中医药局局长徐庆锋等陪同下，莅临广东省第二人民医院互联网医院（琶洲建设者之家健康小屋）调研，听取广东三得生物医疗技术研究院执行院长、“三得技术”创始人吴国宪对三得技术创新中医医技在基层医疗的推广应用工作的汇报。

二、三得技术所获荣誉

1. 广东省卫生健康适宜技术推广项目

2019 年 8 月 27 日，由暨南大学附属第一医院和广东省生物医学工程学会牵头，王小平、王一飞、吴国宪三位专家联合共同申报的“社区慢性疼痛适宜技术在基层医疗中的应用”项目，通过广东省卫生健康委员会论证，确定为 183 项 2019 年广东省卫生健康适宜技术推广项目之一。“三得技术”被列入其中，为深入基层更加夯实了基础。

2. 106 项自主知识产权

三得企业秉着“工匠精神，精益求精”的理念，坚持逾 13 年的创新之梦，攻破一道道难关，成功研制出以“三得技术”为核心的 SD－J 系列产品——三得电磁治疗仪。目前，三得电磁治疗仪已投放上市的所有系列，均已获得包括中华人民共和国医疗器械注册证、CE 欧盟安全标准认证在内的 106 项自主知识产权证书。

3. 广东省院士专家（企业）工作站

三得企业一如既往地坚持以创新驱动赢得企业快速、持续、健康发展，不断引进“高端智力”人才。中国科学院及中国工程院两院院士俞梦孙、美国国家科学院及人文与科学院双院士多拉德·威尔斯·蒲发夫（Donald Wells Pfaff）、日本山梨大学范江霖教授等都曾多次莅临三得企业进行科研项目规划和指导，为三得企业未来科研构想指明方向。正是在这些高端人才的帮助下，三得企业于 2017 年 12 月正式成立“广东省院士专家（企业）工作站”。这标志着三得企业在推进“产学研合作”方面迈出了新的步伐，不仅为三得企业自主创新、做大做强提供技术和人才的强力支撑，更将影响和推动广东省创新中医医技水平和科研能力的提升。

4. 广州康复医疗产业学院——广东省第一批产教融合型企业入库培育名单

2018 年，在广州市教育局的支持下，三得企业联合广州市卫生职业技术学院、广州开发区人才集团，成立广州康复医疗产业学院，成为融科研、教学、培养医技人才为一体的产、教、研实体单位。

2020 年，广东省发展和改革委员会、省教育厅、省工业和信息化厅、省人力资源和社会保障厅、国家开发银行广东省分行等部门开展了第一批产教融合型企业评审相关工作。经企业申报、地方初审、部门复核和专家评审，中国南方航空股份有限公司等 873 家企业被纳入广东省第一批产教融合型企业入库培育名单，广州三得医疗科技有限公司也在名单之列。

5. 三得技术培训教材

2016 年 7 月，王一飞教授与吴国宪共同编写出版了《低频电磁生物传导技术与疼痛治疗》一书，该书在以物理手段治疗各类疼痛症方面，以全新观点阐释了这项先进技术所遵循的独特理论和操作方法，为此项技术的传播和临床应用提供了权威参照。

2018 年 11 月，王一飞教授与吴国宪共同编写出版了《三得技术临床实用技能实训教程》一书，对于医学本科生、专科生毕业实习及从事临床工作的医师、护师、治疗师，尤其对社区医疗体系的全科医生等，都有很强的指导作用，是一本实用的指导教材。

为了让基层医生培训更加规范，三得企业先后编写了多本实用教材，供基层医生在临床上应用。

三、三得技术致力于基层医疗事业发展

1. “三得技术”全国基层医生培训

三得企业与广东省生物医学工程学会推出“基层医疗解决方案”，联合国昊・三得基层医疗平台，对全国基层医生进行培训，真正实现了对全国各地全科医生进行三得技术的有效规培。与中华医学会全科医学分会全科医生特设岗项目办公室、全科医学协作平台办公室达成的战略合作，则为三得技术向基层医疗持续发展注入崭新动力。目前，全国基层

医疗培训已经成功举办了20期，有近10 000名基层医生得到规培，三得技术正在全国各地开花结果。

对全国基层医生展开的三得技术的培训，益处体现在多个层面：

（1）有助于提升中医辨证论治能力；

（2）有助于提升基层医疗机构的口碑及效益；

（3）有助于增强基层中医医技服务水平；

（4）有助于全科医生的培养。

三得技术可以在全国的基层中医院和中医科室，以及基层医疗、保健养生馆得到普及和应用，让创新中医医技适宜技术真正下沉到基层，助力基层医疗，服务基层医生，为老百姓的健康服务。

当前在基层医疗中三得技术将脑卒中、疼痛作为专科特色项目为百姓提供调理、治疗方案，收到超出预期的效果，还拓宽了治疗病种，让基层医疗服务业也能够调理慢病、疼痛等病种，这是一项可喜的突破。从前人们说“小病不出村”，如今“大病不出村”也成为可能。

最后，祝您和您的家人健康、快乐、幸福！

“三得技术”创始人　吴国宪

2021年元旦于广州国际生物岛